松生恒夫

腸寿《ちょうじゅ》

長寿な腸になる77の習慣

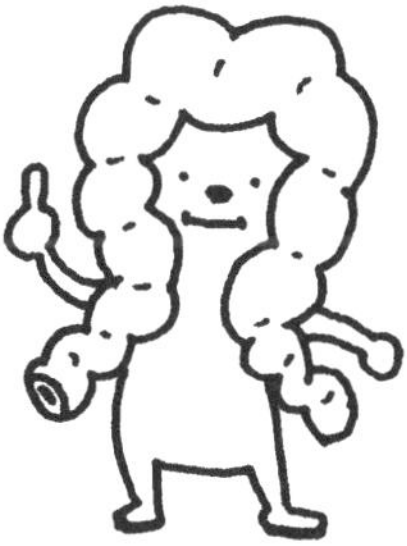

講談社+α《プラスアルファ》新書

まえがき

無形文化遺産に登録された「和食」が長生きのキーワード

私は、胃内視鏡検査や大腸内視鏡検査などを主に行っている消化器内科医です。そしてクリニックには便秘外来もあります。今までに4万件以上の大腸内視鏡の検査、また便秘外来を訪れる患者さんたちの治療で、たくさんの腸の状態を診てきました。これほどの腸を診てきた医師はそれほどいないと思います。そしてそこから感じることは、この30年ほど、**日本人の腸はこれまでにないストレスにさらされている**、という実感です。

＊

２０１３年12月に「和食（ＷＡＳＨＯＫＵ）」がユネスコ（国際連合教育科学文化機関）の無形文化遺産に登録されました。無形文化遺産に登録されたことで、日本の和食のよさが

世界に認められたといってもよいのではないでしょうか。ちなみに和食の定義ですが、

1：多様で新鮮な食材とその持ち味の尊重
2：栄養バランスに優れた健康的な食生活
3：自然の美しさや季節の移ろいの表現
4：正月などの年中行事との密接な関わり

となっています。そこでもう少し解釈を加えますと、**一汁三菜で構成された日本の伝統食は日本人の身体はもちろんのこと、ライフスタイルを支える家庭食**であり、それが健康に生活し、長生きにもつながるということだと私は考えています。

日本人の食生活を考えた場合、**過去に「食の三大革命」と呼ばれるターニングポイントが存在**すると、私は指摘してきました。幕末・明治以前の日本人の食生活は、穀類と野菜などを中心とした質素なものでした。ところが文明開化とともに食生活にも欧米化の波が押し寄せてきます。

まず第1のターニングポイントは、文明開化が始まり、それまでの日本人があまり口にしなかった、肉類などの動物性食品の摂取が始まったことです。

そして1970年頃を境にして食の欧米化が加速し、肉類、乳製品の摂取量が爆発的に増加したことが、第2のターニングポイントです。

さらに2000年前後が第3のターニングポイントであり、ファストフード、コンビニ食が目立って増えてきたことがあげられます。これが簡単ではありますが文明開化以降、日本人が体験した食生活の、大きな変化です。

この食の三大革命は、日本人の腸にも大きな異変をもたらしました。1970年以降、便のもとと考えられる食物繊維の摂取量が次第に低下していくことになりました。さらに肉類、乳製品の増加によって腸にかかる負担も増える一方です。

このように食の欧米化が進んでいくなかで、日本人の平均寿命は厚生労働省による2012年分の調査で、女性は86・41歳で世界第1位、男性は79・94歳で世界第5位です。また欧米化によって栄養状態が改善されプラスに働いた面があることは事実です。しかし腸の健康からみれば大腸がんや難治性炎症性腸疾患である潰瘍《かいよう》性大腸炎やクローン病が増えているのも欧米化食の影響であるのは、ほぼ間違いないといえます。

日本人の食生活の第4のターニングポイントは2014年からスタートする

そこで日本人の食生活の第4のターニングポイントとして、**日本の伝統食に回帰する**ということを提案したいと思っています。これが、今までに例をみない高齢化社会になった日本に必要なことのような気がしてなりません。

つまり和食は日本の伝統食であると同時に、庶民が日々食べてきた家庭食です。安くて新鮮な旬のものを取り入れ、一汁三菜を基本にしたシンプルな食事のスタイルなのです。実は、このような食事を摂っていた1960年代以前の日本人の腸は非常に健康で、大腸がんの発症は現在よりもはるかに少なかったのです。

そこで**1960年代以前の日本食を思い出し、なおかつ欧米化食のよいところも取り入れる**。このバランスの取り方が、日本人の食生活の第4のターニングポイント、つまり健康で長生きできる秘訣といえるのかもしれません。

ちなみに無形文化遺産には、地中海周辺の料理も認定されています。そこで私が以前から提案している「地中海式和食」（P160参照）も、食生活の第4のターニングポイントにぜひ積極的に取り入れていただきたいと思っています。
無形文化遺産に「和食」が認定されたことを契機に、自分たちの腸の健康に関して、今一度見直してみる必要があるのではないでしょうか。

腸のコンディションがよい人＝健康な人
すなわち〝長寿＝腸寿〟である

少し難しい話をしますと、人間の身体には恒常性（ホメオスタシス）という大きな機能があります。これは簡単にいえば、人間の身体を常に一定の状態に保つことです。もっといえば、人間を健康な状態に保つ機能が備わっているのです。身近な例をあげますと、気温が上がり体温にも影響が出そうだと身体が感じたら、汗を出して体温を調整します。また身体に病原菌が入った場合、発熱、嘔吐《おうと》、下痢などの症状が出るのは、その病原菌に身体が反応している証拠です。このように人間の身体は、体内環境が変化したら、それを元の状態に戻そうという、非常によくできた機能を持っているのです。

恒常性は体内の水分、体温、血圧、血液やリンパ液などの浸透圧やpHなどをはじめ、病原菌の排除や傷の修復、また加齢による体調の変化にまで及んでいます。

ということは、人間は普通にしていれば身体が勝手に健康を維持してくれる、ともいえます。しかしそれは、身体のコンディションが整っている場合、という条件付きです。

私は消化器系の専門医ですから、多くの患者さんの腸のコンディションを日々診ているわけです。特に**便秘や下痢は、腸のコンディションの悪さを端的に表す症状**です。2010年の国民生活基礎調査では日本には便秘に悩む人が、人口1000人当たり、女性で50・6人、男性で24・7人という結果が出ています。単純計算するとおよそ500万人の人が便秘という計算になります。つまり500万人もの日本人が、腸のコンディションを損なっているというわけですね。

腸のコンディションが崩れれば、それはもちろん腸の病気にかかる可能性も高くなるということになります。

大腸がんは、この半世紀で罹患率が10倍以上になっているという人口動態統計月報年計(概数)〈厚労省〉があります。また女性の場合は2003年から死因の第1位、男性の場合は3位と、上位に位置しています。

一般的には、大腸がんは高齢者の病気と思われていますが、実は働き盛りの40代に入ると増加傾向にあります。また20代の若い女性から早期の大腸がんが見つかる例もあります。

さらに国の難病指定である「潰瘍性大腸炎」や「クローン病」など、炎症性腸疾患と呼ばれる病気があります。いずれも１９６０年代以前は非常に少ない病気でした。しかしこれらもここ30年で激増しているのです。この疾病は、いずれも若い患者さんが多いという特徴もあり、なかでもクローン病は、10～20代の若い世代に集中しています。

また病気にならないまでも腸の不調、例えば便秘、下痢などの症状がメンタル面にも及び、精神的な不調を生じているケースは、臨床の場では少なくありません。

腸寿生活を実践することで元気で長生き、そしてアンチエイジングが可能になる

腸は全体で7～9ｍという、人体の中では非常に大きな臓器です。そして基本機能として「消化・吸収・排泄」という重要な役割を担っているのです。腸が機能しなければ、栄養素の消化・吸収がうまくいかないだけでなく、体内に老廃物が溜まり、その排泄も滞ります。

また最近では腸には人体の免疫機能を担うリンパ球の約60％が集中していることがわかってきました。みなさんご存じのように、私たちの身体には、病気にならないように自分の身体を守る機能、つまり免疫が備わっているのです。ここでも腸は大きな役割を持っているのです。

腸のコンディションを整えるということは、身体の恒常性を保つため、つまり健康で長生きするために非常に大切である、というのがみなさんにもご理解いただけるのではないかと思います。さらにいえば、**腸が健康であることは、元気で長生きにつながる。それはまさに「長寿＝腸寿」**と呼んでもよいのではないでしょうか。

また腸の状態は、排便によって日々確認できます。つまり排便は、身体の状態を知らせるサインでもあるのです。腸は、病院に行って難しい検査をしなくても、毎日の身体の状態を教えてくれるのです。人間の身体の中でこんな親切な臓器は他にはありません。

腸寿の基本は、腸の状態を整え、本来の働きをしっかり機能させることです。それには、食生活と生活習慣が大切だというのは、従来のデータからも明らかです。

私は2011年、『「腸ストレス」を取ると老化は防げる』（青春出版社刊）の中で、長寿食はある意味で「腸寿食」であると指摘しました。腸に負担の少ない食で腸が健康であれば、長寿であることを指摘したのです。

本書では、腸寿に必要な生活習慣と食生活に重きを置いて構成されています。

しかし、そもそも生活習慣と食生活がきちんとしていれば、腸のコンディションは崩れていないはず。そしてこの本を手に取ることもないでしょう。

そこで本書で心がけたことは〝今すぐ、簡単にできること〟です。項目によっては難しいと思える箇所もあるかもしれませんが、できることからでよいと思います。また最初から順番に読まなくても興味のある項目から読んでいただいても構いません。

また第4章では、腸寿レシピも掲載していますが、とてもシンプルですぐに実践できるものだけを集めています。これは、みなさんの言い訳、つまり難しい、面倒、材料が揃わない、作り方がわからない、という声を封じるためです。

とにかく本書に書かれていることをひとつでもいいので、実践して欲しい！　それが腸寿への第一歩だと思っています。

松生恒夫《まついけつねお》

目次

第1章　腸寿のライフスタイル

第2章 腸のアンチエイジング

第3章　便はあなたの腸寿レベルを語る

第4章　腸寿の食生活

第5章 腸寿の敵を知る

第1章　腸寿のライフスタイル

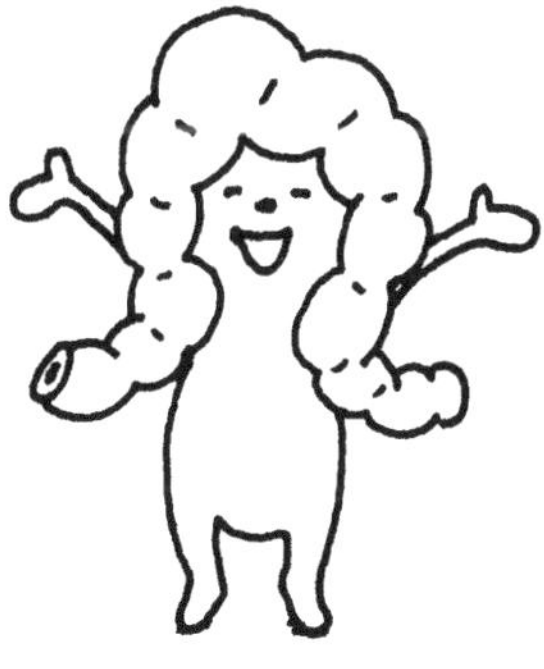

第１章

01

腸寿の基礎を作る「腸リズム」のピークは朝！

「体内リズム」という言葉を、みなさん耳にしたことがあるのではないでしょうか。体内リズムとは、体内時計であり、自律神経と深いかかわりがあります。それは脳のさまざまな働きと連動しているのです。

その体内リズムの一環ではありますが、「腸リズム」と呼ばれる１日の腸の動きもあります。腸には、活発に動いている時、またはクールダウンしている時など、時間帯によってリズムがあるのです。その腸リズムを知ることは、食事やトイレのタイミング、時間帯によって食べていいもの、よくないものなど、腸のケアを考えるのに役立つ、と私は考えています。

まず朝。１日のうちで腸が最も活発に動くのは、朝起きたばかりの時間帯です。朝、目が覚めたばかりの状態では、副交感神経が優位になっています。腸は、副交感神経が優位になっているときにもっとも活発に働き、腸の蠕動《ぜんどう》運動が活発化します。このときに胃に食べ物や水分が入ると、腸の下行結腸からS状結腸が強い収縮運動を起こす「大蠕動」が始まります。この大蠕動が起こると、結腸内に溜まっていた便が直腸に移動して、それが脳に伝わることで便意が起こり、スムーズに排便できるのです。大蠕動は、1日に2〜3回起きますが、朝の大蠕動が一番強いのです。

この大蠕動のピーク時に排便を促すのが、腸を健康に保つための第一歩です。しかし朝食を抜くと、せっかく排便モードに入っている腸リズムを乱すことになってしまいます。このリズムが乱れると、大蠕動が起こりにくくなり、便秘になる方が多いのです。

また腸リズムには、自律神経が関与していますが、自律神経のバランスは、免疫力も変動させることが知られています。

免疫力を高めるのは、腸がリラックスしている副交感神経優位のときです。このときに白血球中のリンパ球が増加して免疫機能が上がります。一方、腸を緊張させる交感神経は、白血球中のリンパ球を減少させ、免疫力を下げてしまいます。

しかし常に副交感神経優位がいいわけではありません。体内リズムは、交感神経と副交感神経がバランスを保って動かしています。その体内リズムに合わせた生活習慣を実行することがベストなのです。

腸リズムのペースを知って活用することは、実は腸寿への近道なのです。腸リズムを意識することで、腸の健康が促され、さらに免疫力を高めることができるのです。腸の働きに合わせた無理のない1日を過ごせるのは、腸寿にとって大切なことではないでしょうか。

第1章

02

腸リズムに合う1日の食事の摂り方

前述したように腸には体内時計よろしく腸リズムというものがあります。そこで腸リズムに合わせた食事を摂ることによって、体調も整っていくと消化器系の専門医である私は考えています。

まず毎日3食をほぼ同じくらいの時間帯に摂るのが、腸リズムを作ることのベースになります。

腸リズムに合う食事の摂り方のモデルケースをここでご紹介すると、朝起きたら、1杯の水、もしくはお茶、コーヒーなどを飲む。そして7〜8時台に朝食をしっかり。昼は12〜13時台に昼食を摂ります。昼食は1日のうちでもっともボリュームのある食事が望ましいと考えます。そして夜、19時から20時には軽めの夕食を済ませて、24時には就寝し、その時には胃がからっぽになっている状態が理想的です。

また1日の腸リズムに合った食材や栄養素というのもあります。

朝は、就寝中に失われた水分補給を積極的に行いたいので、ジュースやスープなど水分を多く摂るメニューを推奨したいと思います。さらにビタミンCを多く含んだ食材は朝がおすすめ。ビタミンCが腸内で分解されることによって発生するガスが、腸の蠕動運動を活発にし、便を軟らかくするという効果もあるのです。

そして昼は、食物繊維を積極的に摂っていただきたいと思います。みなさんご存じのように食物繊維は、腸の働きを活発にし、腸内をキレイにしてくれる栄養素でもあります。しかし大事なのは実は摂取時間。食物繊維は、便のかさを増やす一方で、消化に比較的時間がかかります。そのため朝や夜に摂るよりも、腸の働きが活発になる昼食で摂取するのがおすすめなのです。

夕食は、朝・昼の食生活で足りなかったものを思い出して、補足するようなメニューもおすすめです。どうしても朝はあわただしく始まり、昼はメニューの選択肢などがあまりなく、間に合わせで済ませがちな方も多いかと思います。そして夜は、腸の大蠕動が、朝や昼に比べて活発ではありません。ですからなるべく消化のよいものを中心に食べることを意識してもらえると、よいのではないでしょうか。またゆっくりと夕食を摂って、身体をリラックスモードに導くことも必要です。

このように1日の腸リズムによって適した食材・栄養素というのはありますが、「おいしいものを楽しく食べる」、これが腸寿の一番の基本であると私は考えています。

第1章

03

朝の水1杯で腸が生き返る

腸リズムのところでもご説明しましたが、朝というのは腸にとって非常に大切な時間帯になっています。

朝目覚めた直後は、脳がまだ睡眠モードにあるため、朝の起きがけは誰しもがボーッとしているものです。しかし起きて動いていると、だんだん頭も身体も活動モードに入ってきます。この切り替えを行っているのが、脳の下部にあたる脳幹にある「脳幹網様体《もうようたい》」です。この組織は、名前のごとく神経が網目状になった構造をしていて、ここに刺激が加わると脳全体が目覚めて、頭も身体もスムーズに活動できるようになるのです。

この脳幹網様体に刺激を与えるのは、光、味覚、咀嚼《そしゃく》などの筋肉や皮膚の動き、音などです。つまりわかりやすくいうと、太陽の光を浴びて、朝食を摂ると、頭も身体も活動モードに入るというわけなのです。

ただし朝食の間と直後は、まだリラックスモードの副交感神経の支配下にあります。腸は副交感神経優位のときに、蠕動運動が活発化します。ですからこの朝のタイミングで食事を摂ることは、自律神経、そして腸の働きからみても自然なことなのです。しかし、私のクリニックの便秘外来を訪れる患者さんを診療していますと、朝食抜きの方が非常に多く、それが便秘の原因のひとつになっているのは、とても残念です。

朝食を習慣づけると、排便もスムーズになり、腸内の環境が整えば、免疫力もアップ。すなわち腸のリズムと働きを最大限に利用して、身体全体の元気のベースを作ることができ、これは朝の腸寿スタイルと呼んでもいいと思います。

ではさらに朝の腸寿スタイルを充実させるためには、どうしたらよいのか？　私がおすすめしているのは、まず胃を刺激するために朝起きがけにコップ1杯の水を飲むことです。しかし目的は水分による胃の刺激なので、自分の好きなもの、自分に合うものでもOK。朝一番に水分を摂る習慣をぜひつけてください。朝の1杯の水の後に、朝食を摂るのがおすすめですが、注意点は、よく噛むことです。よく噛むことで、脳幹網様体に刺激が伝わり、身体が活動モードに入りやすくなります。

腸におすすめの朝食に関しては、第4章で詳しく述べますが、腸によい食材を積極的に摂ることによって、ますます腸寿に近づいていきます。このように朝の時間を有効に使うだけで、腸にも身体にもいいことずくめであることが、みなさんにもわかっていただけるのではないでしょうか。

第1章

04

就寝3時間前夕食完了で腸寿ホルモンを出す

胃腸に負担がかかる、という理由で「就寝前3時間の飲食は避ける」というのが健康であるための定説になっています。

腸に関していえば、夕食後にも胃・結腸反射が起こるので、大蠕動は起こります。しかしそれは朝食時よりもパワーが小さめです。ですから腸寿を考えた場合、夕食は軽めに、というのが腸の働きに合った食事の摂り方なのです。

しかし腸寿を目指す方には、さらにもう一歩進んだ根拠を知っていただきたいと思います。それは、腸寿ホルモンと呼びたいようなホルモンの分泌についてです。

夜の腸管の運動には、眠っている間に分泌されやすい「モリチン」というホルモンの分泌が関与していることがわかっています。このモリチンは、夜間などの空腹時に周期的に分泌され、消化管に強い空腹期収縮を引き起こすといわれています。また同時に、消化酵素や消化管ホルモンの分泌も刺激し、消化管内をキレイに掃除し、次の食事への準備をすることがわかっています。

このモリチンは、胃の中が空になると十二指腸から分泌されます。ということは、就寝前の3時間以内に食事をすると、胃に内容物が残り、モリチンの分泌が悪くなってしまう可能性があるのです。また胃液は夜になると活発に分泌されそのピークは夜8時頃といわれています。それぞれのライフスタイルで就寝時間のばらつきはあると思いますが、できれば食事は夜8時には完了し、活発な胃液できちんと消化し、就寝時には、胃を空にしておくのが望ましいと思います。

就寝3時間前までに夕食を終えることは、腸の健康にとって大切なことなのです。そうでないと夜間の腸管運動が低下してしまい、翌朝まで消化管の内容物がお腹に残り、空腹感が起こらないなどの症状を引き起こしやすいのです。つまり朝の排便に影響してくる可能性もあります。

しかし固形物でなく、飲料水であれば数時間以内に大腸に到達します。飲み物は、夜間の腸の活動の妨げにはなりませんので大丈夫です。

これで私が、モリチンを腸寿ホルモンと呼びたい理由がわかっていただけたでしょうか。このように食事のタイミングを上手に工夫するだけで、腸の動きもスムーズになり、おまけに腸も自分の力でキレイになる。そして翌日の朝食もおいしくいただいて、排便もスムーズ！　このようなホルモンを利用しない手はありません。

第1章

05

1日、1カ月、1年の腸リズムを知る

便はリアルタイムで毎日の腸の状態を語ってくれる大切な存在です。では、便は一体何でできているのでしょうか？　実は70～80％が水分です。そして残りが、消化・吸収されない食べ物のかす、膵液・腸液・胆汁などの消化液になっています。

また便は、どれくらいの時間をかけて排泄されるのでしょうか？　早い人だと食後から12時間で出る場合もあります。しかしほとんどの人は、食べてから24時間以内に排泄されます。しかし腸の機能が低下していると36時間以上かかるようになり、便秘の人は2～3日後に排泄されるので、48～72時間もかかっていることになります。ちなみにいか墨パスタを食べますと、あの色のままの黒い便が出てきます。これで自分の便がどれくらいで排泄されるかを一度試してみると、自分の腸リズムを確認することができるので、おすすめです。

また女性に関しては、月経の1週間前くらいになると便秘になる方が増えます。月経前の排卵期から月経までの間に分泌される女性ホルモンがエストロゲン（黄体ホルモン）ですが、エストロゲンには腸の筋肉（平滑筋《へいかつきん》）の刺激感受性を低下させる作用があるのです。ま

た大腸の内容物の水分を吸収する作用もあるため便秘になりやすいのです。

このように月経前の便秘には、神経質にならずとも大丈夫です。むしろ自分の身体のバイオリズムとして知っておくとよいかと思います。1日の腸リズムを知ることも大切ですが、女性の方は1ヵ月の腸リズムも意識してみるとよいのではないでしょうか。

そして腸には1年のリズムというものもあります。

1年のうちで腸の状態が変化する月というのがあります。それは1月と8月の年2回です。この1月と8月は1年の中でも排便のコントロールが低下しやすく、便秘が多発する月でもあるのです。1月は、お正月休みや長期の旅行、帰省などで、食生活や行動、身体の状態がいつもと違うペースになることが多いもの。そこに気温の低下も加わって血流が悪くなり、腸の働きが鈍るのです。一方8月は、気温が高く、水分を多めに摂っても発汗で奪われてしまい、腸に届く水分量も低下。その結果、排便力も低下してしまうのです。1月や8月は腸の状態がかなり低下する、ということを覚えておくだけで、対策も立てられます。

このように1日、1ヵ月、1年を過ごす上で、自分の腸リズムを知ることは、腸寿の近道といってもよいかもしれません。

第1章

06

半身浴で停滞腸を撃退

入浴にもお手本にしたい腸寿スタイル、というのがあります。それは半身浴です。半身浴の利点は、いろいろな立場の先生方が理論を展開していますが、私は消化器系の専門医ですので、腸の健康という観点から半身浴を解説したいと思います。

半身浴は、ガスが腸に溜まった状態の停滞腸を改善する効用があります。

停滞腸の特徴であるお腹の張りは、副交感神経がうまく働かずに交感神経が優位になっているときに起こります。そこで対策としては血流をよくして自律神経のバランスを整え、腸を動かすことが大切です。それには半身浴は、まさに最適の入浴方法なのです。

腸寿の半身浴のポイントは、お湯の温度です。副交感神経のほどよい刺激となる、体温よりも2～3℃高めの38～41℃がおすすめです。入浴時間は、20～30分。肩までしっかりつかるのが好みの方もいると思います。しかし半身浴は、腰までをしっかり温め、汗を出すというスタイルです。

熱いお湯での全身浴は、心肺機能にかかる負担も心配です。肩まで湯船につかる全身浴の場合は、水圧で皮膚や内臓、筋肉の血液がいっせいに心臓に戻ります。そして心臓が拡大して肺の容量が減り、心肺機能に負担がかかってしまうのです。

夏は暑いので湯船に入らない人もいますが、腸寿のためには毎日の半身浴は習慣にしていただきたいですね。また冬は、お湯から出ている上半身の部分が冷えてきますので、タオルをかけるなどの工夫をしてください。長時間の入浴をする場合、入浴中にミネラルウォーターなどで水分の補給もしてください。入浴の前後に水分を摂ってもよいと思います。

そして半身浴で温まった後には、松生流腸マッサージ（P69参照）もおすすめです。血行がよくなり、腸も温まっているので、停滞腸解消に利用しない手はありません。

また入浴時のアロマテラピーもおすすめ。アロマオイルを浴槽に3〜5滴たらしてみてください。腸への効果が報告されているのは、ペパーミント、ラベンダー、ローズマリー、タイム、カルダモン、ジンジャー、オレンジスイート、シナモンリーフなどです。香りは好みがありますので、自分の好きな香りをチョイスしてください。

そして睡眠前の半身浴によって、その日の心と身体の疲れを解消し、ストレスから起こる腸の不調を予防しやすくなります。

第1章

07

「そぞろ歩き」で腸はごきげん！

みなさん「そぞろ歩き」という言葉を耳にされたことはありますか？　そぞろ歩きとは、特に目的もなく、気の向くままにブラブラと歩き回ることです。

日本人は、日々忙しい方が多いせいか、そぞろ歩きと聞いてもピンとこないかもしれません。しかし地中海沿岸地域では、午後から夕方にかけては、すべての家事や仕事から解放された時間になります。その時間を家族や友人、恋人とおやつを食べながら、そぞろ歩きをする習慣があります。私が地中海の有名なリゾートのひとつであるスペインのマヨルカ島を訪ねたとき、午後から夕方にかけて、子どもから大人までそぞろ歩きを楽しんでいる光景を目にしました。またイタリアでは日が沈む頃に、若者からお年寄りまでが街中に楽しげに繰り出して、そのような時間を心から楽しんでいるそうです。

そぞろ歩きは、運動としての効果もありますが、何よりも楽しんで、おしゃべりをしながら歩くというのがポイントです。

日本でも健康のためにウォーキングを行っている人がたくさんいらっしゃいます。歩くことによって全身の血流がスムーズになって、こりや冷えの改善、ダイエットなどにも効果があることは知られています。また歩かないと腸の働きは停滞してしまいます。腸の健康の観点からもウォーキングはおすすめです。

しかしウォーキングは「目標！ 1日1万歩！」などと歩数計の歩数を気にしながら、義務的に行っている方が多いような気がします。血流というのは、自律神経とも密接に繋がっています。歩いて血流がスムーズになると、副交感神経が優位に働き、リラックスモードに切り替わります。このリラックスモードに切り替わるのがポイントのひとつなのですが、「目標！ 1日1万歩！」と集中力を使うのがいただけません。それにはそぞろ歩きの考え方を取り入れるとよいのではないかと思います。

また、〝ひとりだからそぞろ歩きができない〟と嘆くことはありません。例えば自分の好きな曲を聴きながら歩く、ひとりでも周囲の風景を楽しみながら歩く、という楽しむ心がリラックスに繋がるのです。

また腸にとっては、やみくもに激しい運動で身体を動かすのはおすすめできません。なぜなら運動は交感神経を興奮させるため、自律神経のバランスが崩れて、逆効果になってしまう場合もあります。

気楽なそぞろ歩きで、心も腸もごきげん！ 腸寿の新習慣にしたいですね。

第1章

08

腸寿に必要なのは、実は腹筋である

高齢者にとって筋肉の衰えは、歩行や生活に支障が出ます。それゆえに身体に負担のかからないような軽い運動やストレッチなどが推奨されているのは、健康に気を遣っているみなさんは、すでにご存じのことだと思います。

しかし私は消化器系の専門家です。腸寿を目指す場合に必要な筋肉、鍛えたほうがいい筋肉とはどこなのか？　ということを、ここでみなさんにアドバイスしようと思います。

腸寿に必要な筋肉、それはズバリ、腹筋です！

もちろん運動自体は、腸を刺激し、排便を促すので、生活習慣としてはおすすめです。しかし腸の健康を考えた場合は、腹筋の強化が最優先なのです。

腹筋が大切な理由は、排便時には、腹筋を使っていきむ必要があるため、特に腹筋を維持する運動が腸寿には必要なのです。

しかし腸寿のための運動には、そのやり方があります。まずリラックスしながら行うことが、最大のポイントです。運動によって腸を刺激することも大切ですが、リラックスをして副交感神経を優位にしたほうが、排便を促すにしても効果的なのです。ですからジョギングやハードな筋力トレーニングのように高い負荷をかける運動はおすすめしません。このような運動は、全身が緊張し、交感神経が優位になるため筋力はつきますが、腸寿のための筋肉にはなりにくい傾向があると思います。

腸寿のための筋肉を考えた場合、腹筋が大切ですが、一方で姿勢に影響のある背筋を刺激することもポイントです。また自分のペースで行うことも重要です。また筋肉を鍛えるという考え方ではなく、筋肉を維持するという意識のほうが大切かもしれません。ですから筋力トレーニングなどにこだわる必要はなく、ウォーキング、水泳や水中ウォーキング、ヨガやストレッチなどを上手に取り入れるのもおすすめです。

また運動不足や加齢によって腹筋の中でも、身体の前面中央を縦に走る腹直筋が衰えやすくなります。その場合は腹筋運動が有効です。しかし闇雲に腹筋運動１００回という目標などは立てないようにしてください。仰向けに寝て、上半身を少し起こしてお腹に力が入った状態で10秒ほど止める、という動作を毎日5～6回でも行えば十分です。

「そぞろ歩き」の項目でもおすすめしましたが、歩くことは、排便時に必要な腹筋、背筋の筋力低下を防ぐためにはおすすめです。無理なく楽しく、毎日続けられることが、腸寿には何よりも必要なのです。

第1章

09

腸寿のための呼吸法

呼吸には、浅く短い胸式呼吸と、深く長い腹式呼吸があります。どちらが腸を動かす呼吸かというと、それは腹式呼吸なのです。胸式呼吸は、空気を肺に吸い込む量が少ないため、胸の一部しか動きません。一方、腹式呼吸は、腹膜や横隔膜を大きく動かすので、消化管への刺激があり、排泄に必要な腹圧を高める働きがあります。

一般に日中は胸式呼吸が多く、夜間や睡眠中は腹式呼吸になるといわれています。しかしストレスなどの影響で呼吸が浅くなるケースもあります。呼吸というとみなさん、自分は自然にちゃんとできていると思っているかもしれないのですが、実はそうではないケースが多いのです。

腸の健康には呼吸法も大切な要素なのです。特に便意はあるけれどもなかなか排便がスムーズにできない人は、呼吸法をぜひ取り入れてください。

そこで意識的に毎日腹式呼吸を行うのが、腸寿のライフスタイルにはおすすめです。

腹式呼吸の基本は、息を吐いてお腹を凹ませ、吸ってお腹を膨らませるという方法です。

立っても座っても、寝て行ってもOK。リラックスできる体勢で行いましょう。慣れるまでは、寝て行うほうがやりやすいかもしれません。

腸の健康にとっては、就寝直前がおすすめ。毎日の習慣にすると少しずつ普段の呼吸も深くなり、根本的な体調改善になります。

■就寝前の腹式呼吸のやり方

①息を口から吐いて、お腹を凹ませます。お腹の凹みを意識して、空気をすべて吐き出す意識で行ってください。

②次に鼻から息を吸って、お腹を膨らませます。ゆっくりと息を吸って、吸いきった状態で一度息を止めましょう。

③休みながら5分間ほど繰り返します。

腸寿のための腹式呼吸のポイントは、お腹が凹んだり、膨らんだりするときに、自分の腸が大きく動く感覚を意識しながらやることです。意識やイメージの力は、予想外に影響力があるものです。時にはイメージの力も総動員して、腸に意識を集中するのも腸寿の秘訣なのです。

第1章

10

腸内リセットは全身リセット！「プチ断食」で腸の大掃除

本書では、しつこいほどに腸の健康＝腸寿を考えるうえで、腸内環境を整えるのは非常に大切です、とみなさんにお伝えしています。ただ腸内環境を整えるのは一朝一夕では難しいのが現状です。そこでおすすめしたい腸寿習慣として、腸内リセットがあります。これは、体内に溜まった便をすべて出しきり、そのあとで他の解毒方法を試して、腸の状態を整えていくのです。腸の大掃除といってもいいでしょう。

しかし腸内リセットのやり方は、ひとつではありません。それはもちろん人それぞれ腸の状態が違うからなのですが、自分の状態に合ったものを選ぶことをすすめます。ここでは、1週間のプチ断食プログラムを紹介したいと思います。

これは、慢性的な便秘に悩んでいる方、停滞腸の自覚がある方などにおすすめです。ただし、重い便秘の人にはあまり効果はありません。

しかしこの方法は、身体に負担がかかりますので、80歳以上の方、妊娠中・月経中の女性、病気療養中の方は、行ってはいけません。くれぐれも注意してください。また定期的に行っても結構ですが、期間をきちんと空けて、頻繁に行うのは避けてください。また気温30℃が続く夏、特に35℃以上の猛暑日が続くようなときには、体力も奪われ、熱中症の危険もあるのでおすすめできません。

この1週間のプチ断食プログラムは、仕事をしている方は、土曜日からスタートするのがよいかと思います。また初めて行うときは、長期の休みを利用するのもおすすめです。また少しでも体調の不安を感じたらすぐに中止してください。

最初の2日間は何も食べません。豆乳とバナナで作る松生クリニック特製便秘対策朝ジュース（P１０８参照）を朝・昼・晩に1杯ずつ飲みます。それ以外はミネラルウォーターによる水分補給だけにします。スタート直後は、1日に何度も便が出る、ということがあります。３日目から食事を再開。朝は松生クリニック特製便秘対策朝ジュースを1杯、昼は発芽大麦入りゴハンのおにぎりと野菜、夜は食物繊維を多く含むメニューにし、市販のファイブミニゼリーはおやつにおすすめです。

そして7日目でプチ断食は終了。３食とも主食を摂り通常の食事に戻してください。このプログラムは下剤を使わずに、腸内をすっきりとリセットすることが特徴です。

腸内リセットを行うことで、腸だけでなく全身の調子が整う方も多くいらっしゃいます。腸内リセット＝全身リセットと考え、上手に取り入れてみてください。

第1章

11 お腹がゆるい人の食事法

腸の調子というと便秘中心に語られがちですが、ここでは常にお腹がゆるい、下痢気味の方の生活習慣に関して、アドバイスをしたいと思います。

お腹がゆるくなりがちな方は、食事や水分を控える傾向にあります。それがまた腸内環境にとってよくない状況を作ってしまう要因にもなります。また安易な下痢止めの使用が、さらに腸内環境を悪化させ、下痢→下痢止め→便秘→下剤→下痢という、便秘の方の下剤依存にさらに輪をかけた下剤・下痢止め併用の悪循環にはまってしまうことになるのです。

そこでお腹がゆるい方もきちんと食事を摂りましょう。3食摂るのが基本です。

朝食は、時間を調整しましょう。電車の中でお腹が痛くなるのは避けたいわけですから、20〜30分早起きをして、家で朝食を摂らずに会社に出社しましょう。そして仕事場についてから食事を摂ってください。お腹がゆるい人の朝食は、炭水化物中心のメニューがおすすめです。おにぎり、サンドイッチなどを摂ってください。そうすれば胃が的確に動き、朝食後、会社のトイレに行き排便できれば、気分的にも1日が楽になるのではないでしょうか。

下痢は心理的な影響も大きく、それを緩和するだけでもずいぶん状況は変わってきます。

私のクリニックを受診する患者さんたちを診ていますと、実は下痢傾向の人の半数以上が朝食をきちんと摂ることで、薬を使わずにお腹の調子を整えることができるのです。それでも下痢傾向が収まらない場合は、半夏瀉心湯《はんげしゃしんとう》などの漢方薬1包や「イリボー®」(男性のみ服用可能)を1錠服用し、職場についてから朝食を摂れば、下痢傾向の改善率もアップすると思います。

また下痢傾向の人で、夜にビールやチューハイなど多量のアルコールと水分を摂っている方は、その生活を見直してください。そこを改善しない限り、お腹のゆるさは改善することは難しいです。この指摘に心当たりのある方は、夜のアルコールの量を減らすことで、朝の腸の働きはスムーズになると思います。アルコールは下痢の敵！　と思っていただければと思います。くれぐれも下剤と下痢止めの安易な併用を長期間続け、負の悪循環を作らないようにしてください。

また私のクリニックでは、便秘外来というカテゴリーをつけていますが、腸の不調ならなんでも相談して欲しい、と思っています。専門医が診ることで、間違った思い込みも解消され、その人に合った薬の処方や、生活習慣の改善などのアドバイスができます。

腸寿の心得として、専門医にはどんなささいな不安も相談してよいものなのです。

第1章

12

温度差10℃ケアの鉄則

外気温と室内の温度差が10℃以上あるときには、身体をケアするのが腸寿の鉄則です。ケアが必要な理由は、寒さのために身体の機能がうまく働かず、腸の働きが停滞してしまうからなのです。

そこで「冷え」を例にとってご説明しましょう。まず冷えは、誰もが感じる「寒い」という体感です。冷えはなぜ起こるのでしょうか？　実は「冷え」というのは、大切な内臓器を守るための防護反応のひとつです。

寒冷刺激を受けると手や足などの末梢部の動脈が収縮します。人間はこうして熱の放出を防ぎ、血流を、胸や腹などの体幹部に集めることで、深部体温（身体の内側の温度＝内臓の温度）を保持しているのです。そしてさまざまな生命活動に欠かせない酵素がもっとも活発に働ける体内環境は37・2℃であり、この温度が安定するように維持しているのです。

深部体温の維持には皮膚が重要な役割を果たしています。皮膚が冷たい、温かいという感覚は皮下にあるレセプターでキャッチされます。外気温が低下しているときは、冷えを感知するレセプターが刺激を受けここから末梢血管の冷却が起こります。これが脳の視床下部の体温中枢に伝わり、それが働いて、熱の放出を防ぎます。そして体内では、冷えに対応しようと熱の産生を促進する反応が起こるのです。また外気温が上昇しているときは、その逆の反応が起こります。つまり冷え（暑さ）を脳に伝えることで、身体の体温を維持しているというわけなのです。

しかし最近、夏の冷房、冬の暖房に関しては、冷えすぎ、温めすぎなど、外気温との差が激しいことはみなさん体感しているのではないでしょうか。そうすると身体がついていけません。一体、暑いのか？　寒いのか？　と身体も悩んでしまう状況になってしまうのです。特に室内と外気温が10℃以上の差がある真夏、真冬が要注意です！　夏には外気が35℃を超えたら、冬の場合は、外気が10℃以下の日には注意してください。

真夏・真冬の腸の不調は、まず自律神経の働きが乱れ、腸の動きが停滞するなど、消化機能に大きな影響を及ぼします。便秘や下痢などに伴って体調を崩す人も多くなります。真夏・真冬の温度差は、腸の不調の温床なのです。

外気との温度差が10℃以上になる季節には、服装や食べ物などで、腸のケアをきちんとするのが腸寿の秘訣です。

第1章

13 腸寿と職種の関係とは？

腸寿と職種に因果関係はありますか？　と尋ねられたら、断定はできませんが、腸の不調が比較的多く見られる職業はある、と答えます。

これは私の臨床での感触ですが、座りっぱなしの職業の方に腸の不調が多く現れている印象を持ちます。例えば、タクシーの運転手さん、事務系の会社員の方、最近ではパソコンを長時間使うＩＴ系企業の方などの受診が多い傾向にあります。

座りっぱなしという共通の特徴に加えて、夏は冷房に長時間あたりっぱなしで、身体が冷えやすいという職場環境もあると思います。また座っているときの姿勢に多少の不自然さが伴っているのも共通点としてあげられます。

座りっぱなし、冷え、姿勢の不自然さの3条件が職場環境に揃ってしまうと、残念ながら腸の働きは低下してしまう傾向にあるようです。さらにいえば、タクシーの運転手さんなどは、トイレのタイミングも自分の意思では決められないケースも多く、事務系の職業の方も、そうそう席を頻繁に立つことが許されない職場も多いようです。

意外に思われるかもしれませんが、姿勢と腸の動きは密接に関係しています。

まず長時間のパソコン仕事、自動車の運転など、人間の身体の作りからして不自然な姿勢を続けていると、血行不良が起こりやすくなります。血行不良は冷えにつながり、冷えは腸の働きを鈍らせます。また猫背や背中が曲がった姿勢などは、お腹や横隔膜を圧迫します。それが胃や腸の負担にもなり、食欲不振や胸焼け、そして便秘にもつながりかねないのです。それに加えて、身体を動かさなければ、ますます腸の動きも鈍らせることになってしまいます。

仕事はそう簡単に変えられないと思います。そこでまずは、座っているときの姿勢を改善するのが腸寿への近道です。椅子に深く腰掛け、背もたれにきちんと背中をつけることです。パソコンのモニターは見上げるのではなく、やや見下ろすような姿勢がよいかと思います。また足を組むのは避けたほうがよいですね。そして前のめりにならないように、頭の頂点が糸で真上に引っ張られているようなイメージを持ってください。

もちろん座っているときだけでなく、歩いているときの姿勢にも注意していただきたいと思います。

腸寿には意外な生活習慣のコツがポイントになっていることがあります。座っている姿勢もそのひとつ。みなさん、ご自分の姿勢もきちんとチェックしてみてください。

第1章

14 海外旅行の便秘を防ぐ方法

最初から重度の便秘になる人はいません。みなさん何かきっかけがあるのです。生活環境の変化、職場のストレス、ダイエットなどなど。そしてそのきっかけに旅行もあげられます。楽しいはずの旅行なのですが、食事や時間の使い方、時差などが、腸にとって急激なストレスとなって、腸の調子を崩すことは多いのです。特に10日前後の海外旅行が、便秘のスタート地点になることも少なくありません。

腸というのは、通常と違う環境に反応しやすい臓器なのです。そこをしっかり理解して、旅行で腸の調子を崩さない準備をしていって欲しいと、私は考えています。

まず海外旅行に行って多くの方が体験するのは便秘です。海外旅行中の便秘の大きな原因のひとつは、時差によって体内時計が狂い、腸リズムにも影響が出てくることがあげられます。また食事のタイミングがいつもと違っていたり、朝早くからの観光や団体行動などで、時間的制約があり、ゆっくりと行動できず、緊張を強いられるといったことも原因としてあげられます。楽しいはずの旅行なのですが、実は腸のストレスが凝縮された状態が起こりやすいのです。

普段は腸の状態がよい人でも、ヨーロッパやアメリカなどフライト時間の多い地域に旅行をする場合は、便秘になって当然と考えて、準備しておくことをおすすめします。

そこで海外旅行先での腸を守るためには、普段から便秘傾向のある人は、下剤、軟便剤（マグネシウム製剤）を持参することです。さらにストレスから便がS状結腸や直腸に移動することができなくなり、便意がなくなることがあります。そうなると下剤、軟便剤では効果がありません。万が一のために坐薬（レシカルボン坐剤®）を持っていき、旅先で排便をきちんと行うようにしてください。

また、普段毎日排便がある人が旅先で便秘になってしまった場合、精神的にとてもつらくなるようです。下剤を使用すると、今度は下痢になってしまい、旅を楽しめない状況に陥るケースも多く見受けられます。このような場合は、コントレックスなどのマグネシウムの多い硬水のミネラルウォーターを多めに摂りましょう。トイレの心配から旅行中に水分を控える方も多いのですが、それも腸の調子を崩す要因です。さらに食事にオリーブオイルを追加しましょう。欧米のレストランには必ず置いてありますし、スーパーなどでは小瓶のものが簡単に手に入ります。

心から旅行を楽しめる腸寿になるために、腸の準備はきちんとしたいものです。

第2章　腸のアンチエイジング

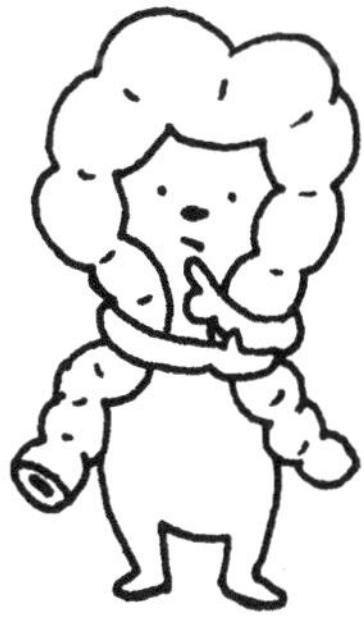

第2章

15 アンチエイジングの鍵は腸が握っている!

腸は、栄養素を消化・吸収し、便を作って排泄するという基本的な働きにとどまらず、人体にとって重要な様々な働きを担っていることが、最近どんどん明らかになってきました。

最近注目されているのは、腸の免疫機能です。みなさん意外に思われるかもしれませんが、小腸と大腸の粘膜には、全身の約60%の「リンパ球」が集まっていて、身体の中で最大の免疫系と呼ばれています。これは「腸管免疫」と呼ばれています。

腸管免疫の説明の前に、みなさん「免疫力をつければインフルエンザにかかりにくい」とか「免疫力が高いと風邪を引きにくい」「がんは免疫力が高いとかかりにくい」ということを、耳にしたことがあると思いますが、ここでいう「免疫」とは一体なんなのでしょうか?

私たちの身体には、病気にならないように自分の身体を守る機能が備わっています。これが「免疫」と呼ばれています。その働きに関わる器官を「免疫系」と呼び、免疫のレベルを示すのに「免疫力」という表現を使っています。

この免疫は、体外から体内に侵入した細菌やウイルスなどの病原微生物や、細胞の突然変異によって発生したがん細胞を攻撃して無力化させて、病気の発症や身体の不調を防ぐ役割があります。こうした免疫の中心を担うのが、T細胞、B細胞、ナチュラルキラー（NK）細胞などからなる「リンパ球」なのです。

このリンパ球の60％が腸管に存在している。つまり腸は人体最大の免疫器官なのです。それゆえに腸という存在が重要であること、さらにいえば、長生きのためだけでなく、いつまでも若く元気でいられるためには、腸の状態を健康に整えておくことが、とても大切だというのがわかってもらえるのではないでしょうか。

なぜ60％もの免疫機能を担うリンパ球が腸に集中しているのでしょうか？　それは、腸が外の世界と繋がっている器官だからなのです。腸とつながっている口からは、食べ物や飲み物に加えて、微生物などの異物や細菌、ウイルスなどの病原微生物も入り込みます。そのため、腸の免疫機能、つまり「腸管免疫」が高くないと、体外から侵入するものに立ち向かうことができず、病気や身体の不調に悩まされることになってしまうからです。

そして小腸と大腸では、その免疫の役割も異なり、両方の免疫がきちんと機能することによって、腸の健康、そして身体の健康が保証されているといってよいのです。

腸の免疫力は意識することによって、上げることができ、腸寿も実現が可能。ひいてはアンチエイジングにも関係してくるのです。

第2章

16

腸の免疫力アップこそが、腸寿アンチエイジングを実現

腸が持つ免疫力＝腸管免疫が注目されるようになったのは、免疫と腸内細菌との関係が明らかになったからだと考えられています。

腸管の内側のひだの中には、１００兆個もの腸内細菌が存在し、その種類は４００種にものぼるといわれています。

しかしなぜ腸内細菌の存在が免疫力アップに関係しているのでしょう。それは、大腸と小腸に存在する腸内細菌が異なることにヒントがあります。

腸内細菌をおおまかに分けると、①善玉菌（乳酸菌・ビフィズス菌など）②悪玉菌（ウェルシュ菌など）③日和見菌《ひよりみ》（状況に応じて善玉菌になったり悪玉菌になったりするもの）となります。各菌は、善玉菌20％、悪玉菌10％、日和見菌70％が、腸内環境のベストバランスといわれています。

これらの腸内細菌は主に大腸内に存在しています。そこでまず大腸の腸内細菌を考えた場合、まず日常的に便秘、下痢をしている方は要注意です。何かしらの原因で、腸内環境が悪

化し、腸管の免疫力が低下していると考えられます。便秘や下痢などは、そのシグナルととらえて、長期間の不調を放っておくことがないようにしてください。

また腸管免疫にはがん化した細胞を殺す作用もあります。腸内環境の悪化、腸管免疫の低下は大腸がんのリスクファクターのひとつと考えてもよいと思います。

しかし免疫というのは、微妙かつ絶妙なものです。潰瘍性大腸炎やクローン病では、腸管免疫が異常に活発になるケースがあるのです。この病気は免疫が強すぎて、自分の腸をリンパ球が攻撃してしまうことから起こります。

大腸の善玉菌である乳酸菌・ビフィズス菌などの名称は、飲料やヨーグルトなどのＣＭなどで耳にしたことがある方も多いと思います。しかし腸内環境と免疫が関係していることを頭に入れて聞くと、さらに腸に関する理解が深まるのではないでしょうか。

大腸の腸内環境を整えるには、食事に注意することが最善策と考えられます。身体の中の菌を自分でコントロールすることはできませんが、自分の意思で口から入れるものを調整することはできます。そこで食生活が重要になってくるわけなのです。

大腸の腸内細菌が、免疫力アップに重要な役割を持つ一方で、小腸の腸内細菌は少なめです。小腸は無菌ではありませんが、ビフィズス菌、ユーバクテリア、ストレプトコッカスなどが少数存在している程度です。

では小腸は、免疫機能に関係がないのでしょうか？　答えはＮＯ！　実は小腸こそが、腸管免疫の中枢なのです。

腸管の粘膜には、腸特有のリンパ組織があります。これは免疫機能を担うリンパ球が集まる部位です。腸には、全身の約60％のリンパ球が集まっていますが、そのリンパ球が集中している部位は「腸管関連リンパ組織（ＧＡＬＴ）」と呼ばれ、容積は腸の約25％を占めています。この腸管関連リンパ組織が、腸管免疫系を担っているメインの部位です。

腸管関連リンパ組織は、①パイエル板と呼ばれる組織（小腸のみに存在）②腸管上皮細胞とそこに存在する上皮細胞間リンパ球（小腸・大腸）③粘膜固有層とそこに存在する粘膜固有リンパ球（小腸・大腸）の３つの部位で構成されています。ここに全身のリンパ球の60％が集まっているのです。この中で中枢として働くのが、パイエル板です。

パイエル板の入り口には、Ｍ細胞という組織があります。口から侵入した異物や病原菌が食道と胃を経て小腸に達すると、このＭ細胞が最初に動き出すのです。このＭ細胞は、病原菌などをパイエル板の中に取り込むように働いて、それを感知したパイエル板の中にある免疫細胞群（抗原提示細胞、Ｔ細胞、Ｂ細胞）が、病原菌を攻撃するための抗体であるＩｇＡ（免疫グロブリンＡ）という物質を作ります。

腸の免疫機能がきちんと働いていると、この段階でＩｇＡが病原菌を退治して無害化するため病気を予防することができるのです。小腸で作られるIgAは、全身の免疫抗体の約60%を占めるといわれています。このような免疫反応は、大腸内にいる腸内細菌に対しては起こりません。

つまり大腸と小腸は、どちらも免疫を司《つかさど》ってはいますが、その働きが異なっているということです。よって腸管免疫を高めるためには、大腸と小腸の免疫反応の違いを知り、それに応じたケアが必要になってきます。

小腸のリンパ球の働きを活性化させる成分は、グルタミンです。このグルタミンを食生活に取り入れることで、腸管免疫をアップすることが可能なのです。グルタミンの摂取方法の詳細は、第4章の「腸寿の食生活」を参照してください。

第2章

17 腸の老化1 加齢による腸壁の弾力性の低下は、便秘の原因

腸の老化とは、どのような状態なのでしょうか。腸寿という視点からいえば、腸の老化＝弾力性の低下が大きな特徴としてあげられます。通常であれば、腸壁の弾力性は20歳前後をピークに、加齢によって低下していきます。

年齢を基準に、加齢による弾力性の低下を見てみると、75歳では20歳と比べて20～25％ほど弾力性が低下しています。

しかし実年齢と腸の弾力の状態は、比例しません。この「75歳で20～25％弾力が失われている」という基準は、あくまで腸の状態がよい方の場合です。腸の状態がよいと、たとえ80歳になっても腸管の弾力性があり、大腸内視鏡検査をして腸内を見ると、ピンク色の腸壁がツヤツヤしています。

一方、20歳でも下剤の使用や腸の状態が悪いために、腸壁に色素沈着（大腸メラノーシス）が起こり、腸が真っ黒になり、さらに腸管の神経にもダメージを受けて、まるで伸びたゴムホースのようになっているケースも見られるのです。

ですから巷でいわれているようなチェックテストを元に〝実年齢＋○歳＝あなたの腸年齢〟とか、実年齢マイナス○歳というような腸年齢というのは、ある意味ウソ。ナンセンスです。内視鏡で見れば、一発であなたの腸の状態がわかります。80歳でもピカピカの腸もあれば、20歳でも弾力性を失い、伸びきったゴムホースのような腸もあるのです。言い換えれば、腸は老化の個人差がとても大きい器官なのです。生活習慣、食習慣によって年齢とは関係なく、どんどん老化していきます。

また加齢による腸壁の弾力性は、腸の各部分によって異なります。特に直腸の腸壁の弾力性の低下はその幅が大きく、高齢者の方が便秘がちになるのは、腸の弾力性低下の影響を受けているのが原因のひとつです。

また高齢者の便秘の症状には、いくつかの原因があり、特に食生活の変化はその大きな要素です。年齢を重ねるにつれて食事の量が減少し、食事内容にも変化が現れる傾向がありま す。私のクリニックの患者さんを診ていますと、特に食物繊維の摂取量が減る方が多く見られます。そこで意識して食物繊維を摂ることをおすすめしたいですね。食事内容の詳しいアドバイスは、第4章に譲りますが、加齢とともに変化する腸の状態を意識して、身体に合わせて食事をアレンジしていくことも、腸のアンチエイジングには大切だということを知って欲しいですね。

第2章

18

腸の老化2 加齢によって腸内細菌も変化する

腸の免疫機能が、全身の免疫機能に大きく関係していることは、前述のとおり（P50～55参照）です。そして大腸と小腸では、その免疫機能の役割が異なっています。ここでは、大腸と小腸の老化によって、免疫機能にどのような変化が出るのかをお話ししたいと思います。

まず人間の腸管内、主に大腸には、多種多様な細菌が存在しています。これらは、腸内細菌と呼ばれて、個々の菌が集まって複雑な微生物生態系を構築しているのです。簡単にいいますと、様々な腸内細菌が、お互い影響し合って腸内に存在しているということです。この腸内細菌の微生物生態系を腸内細菌叢《そう》（または腸内フローラ）と呼んでいます。

この腸内細菌叢は、人間の身体に対して、様々な影響を与えます。病原菌の撃退、免疫の活性化、ビタミンの産生などは、人間の身体にとってよい影響を与えています。しかし一方、老廃物を生み出したり、発がん性物質の原因物質になったり、腸疾患などにも関与しているといわれています。つまり腸内細菌をベストバランスに保つことが、腸寿をアシストすることにもなるのです。

大腸の腸内細菌の構成は、食習慣や年齢などによって、ひとりひとり異なっています。しかし加齢によって、腸内細菌叢の機能も低下します。わかりやすくいうと、腸内細菌の微生物生態系に変化が出るということです。腸内細菌の構成に変化が出ることによって、身体全体の免疫機能が低下する事態も予測されるのです。

一方、腸管免疫（消化管の免疫）の中枢と位置づけられている小腸の加齢については、どうなるのでしょうか。少し難しくなりますが、腸管免疫の加齢＝腸管関連リンパ組織の加齢になります。全身のリンパ球の60％以上が腸に集中しています。マウスの実験では、この腸管関連リンパ組織も加齢によって機能が低下することがわかっています。つまりこのリンパ球の集まりが、腸の免疫を司っているため、小腸の加齢ももちろん全身の免疫機能低下に関係してきます。

つまり大腸と小腸の加齢は、免疫に関連した様々な疾病の要因になるということです。しかし前項で述べたように、実年齢＝腸年齢ではありません。

腸年齢には、個人差があります。その個人差はどこから生まれるのか？　それは食生活とライフスタイルが大きく影響しています。実年齢ではなく、腸年齢が腸寿を決めるといってもよいでしょう。あくまで腸の状態が、その人の健康を左右すると、みなさんに理解していただきたいと思います。

第2章

19

腸の老化3 腸の加齢と内臓感覚の消失

前述した腸壁の弾力性の低下や、腸内細菌の変化が、身体に現れてくる変化で分かりやすいのは、便秘です。

加齢による腸壁の弾力性の低下に伴って、腸の蠕動運動も低下します。そうすると腸が停滞するので便秘になりがちです。さらに腸内細菌の変化は、腸の内容物にも影響しますので、当然、便の状態にも変化が起こってきます。

そして腸の加齢の影響によって腸の機能低下が進むと、直腸内に便が貯留しても、便意が生じないという現象が起こります。このようなケースでは、便が長時間にわたって腸に溜まるので、腸内で水分が吸収され、便量が増加します。そして大きな塊になって直腸内に滞り、排便がストップしてしまうのです。また高齢者の方は、腹圧も低下しています。腹圧の低下とは、簡単にいえば、排便時にいきむ力も低下しているのです。そうすると重度の便秘になる可能性もあるのです。

さらに注意したいのは、腸の機能低下により内臓感覚も低下するということです。実は、心臓、肺、胃腸などの臓器には感覚があるのです。これは内部の臓器から生じる感覚で、内臓痛、灼熱感、圧迫感、食欲、空腹感、口渇《こうかつ》感、尿意、便意、性感覚などがあります。つまり内臓からくるお知らせのようなものです。

この内臓感覚が低下してしまうと、腸に関していえば、便意を感じなくなってしまうのです。便意を消失してしまった人は、何日も排便がないと、ただ腹部が膨満するだけで排便反射は起こりません。そうすると心配になって下剤を安易に服用する状態になります。そうすると今度は、便秘と下痢の繰り返しという悪循環を生み出します。このように腸の加齢によって機能が低下し、さらに内臓感覚まで失い、それがひどい便秘につながるのです。

そしてここからが問題です。クリニックを訪れる慢性便秘の高齢者の患者さんは、一日中排便のことを考えてしまいます。つまり排便への囚われです。そうすると排便状況がメンタル面にも影響してきます。メンタル面の落ち込みは、食事やライフスタイルにも影響を与えます。その結果さまざまな状況が重なって、体調を崩す方も出てきます。つまり便秘という症状が、メンタル面や他の疾患に繋がっていくケースが見られるのです。特に高齢者の方は、身体的な面とメンタル面の両方の相乗効果で、排便状況が負のサイクルにはまってしまいがちです。このような負のサイクルは腸寿の敵です。読者のみなさんには、腸の機能低下を予防し、内臓感覚を失わないようにしてください、と声を大にして伝えたいと思います。

第2章

20

腸の状態は見た目に現れる

巷には高価なアンチエイジング化粧品なるものが、多く発売されているようですね。しかし悲しいかな腸の不調は、ルックスの面にまで及んでしまうのです。

特に女性がもっとも気にしていると思われる肌。実は肌の不調は、便秘が原因であることが多いのです。便秘が続くと血中に老廃物が増えます。ご存じのように血液は全身を巡っているため、老廃物の影響は全身に広がります。腸の健康は全身の健康にも影響するというのは、このためなのです。この血中の老廃物の影響が体の表面に出た場合、肌のトラブルになるのです。この場合、肌の新陳代謝が低下して、乾燥やくすみ、にきび、吹き出物の原因になります。また毎日排便があり、代謝のいい人は、シミができてもすぐに消えますが、代謝が悪いとずっと残ったままになります。肌の状態を気にして皮膚科にかかる女性も多いと聞きますが、肌だけを単独で考えるのは、根本的な解決にはなりません。全身の健康、そして腸の健康から考えていくことが、実は美肌の近道だと私は考えています。

さらに、この老廃物は、体臭にも関係してきます。加齢臭という歳をとることによって発生するにおいを気にされる方も多いと思います。しかし便秘が続くと、アセトン臭という体臭が出やすくなります。アセトン臭はやや甘いにおいなのですが、それが強くなるとやはり気になります。

そして便秘の影響から老廃物が溜まり血行が悪くなり、身体の水分代謝も低下すると、むくみが起こります。特に下半身がむくみやすくなるのが特徴で、そのむくみとともに冷えに悩まされる方も出てきます。

また便秘で老廃物を腸に溜めることによってガスが溜まり、下腹がポッコリという状態になります。これは、腸の状態にもよくないですが、見た目にもあまりいいものではないでしょう。

さらに血行が悪く代謝も落ちた場合は、当然やせにくくなります。せっかくダイエットしていても効果が上がるどころか、かえってダイエットから便秘を誘発するという悪循環さえ起こりうるのです。

こうしてあげてきたいくつかの弊害は、すべて腸の不調が引き起こすものです。健康だけでなく、見た目にも高い意識を持つ方は、まず腸内のアンチエイジングから始めていただくのが、実は近道です。腸内が整ってから、外側の美しさを磨いていくほうが、無駄がなく効果が上がりやすいと私は考えています。

第2章

21

40歳が腸寿の分かれ道

大腸がんやその温床となる大腸ポリープは、40代になると急増します。

私が以前勤務していた松島病院大腸肛門病センター・松島クリニックでは、2001~2008年に大腸内視鏡検査を行った際、40代では早期がん、進行がんを合わせて約3％の人に大腸がんが見つかっています。がんの発見率は、その後50代、60代と歳をとるにつれて増えていきますが、40代からは危険ゾーンといってもいいでしょう。

また大腸がんの温床となるポリープの発見率は、40歳を境に増えています。逆にいえば、このポリープを切除してしまえば、大腸がんは予防できるのです。またがんであっても、粘膜下にとどまる早期がんであれば100％の確率で根治できます。

また同病院のデータ（2001~2008年までに大腸がんが見つかった5390人の年齢構成を示したもの）では、30代では早期がん123人、進行がん12人でした。そして40代では早期がん446人、進行がん50人と飛躍的に多くなるのです。

また「日本消化器がん検診学会」の報告では、40歳を境に大腸の病気の増加が目立ってきています。

ちなみに平成17年に報告された、35〜39歳と、40〜44歳の年齢とで、大腸がんの発生源と考えられている「腺種（ポリープの一種で良性腫瘍）」の発見数を比較すると、後者の40〜44歳のほうが約2倍も多いのです。

さらに大腸検診での大腸がん発見率を見ても、35〜39歳のグループと、40〜44歳のグループでは、やはり40〜44歳のグループが約2倍も多い数字が出ています。

結論として40歳というのが腸寿の大きなターニングポイントといえます。

さらに大腸検診者数の年齢階級別の分布を見ると、35〜39歳の群と40〜44歳の群では、検診者数が、約2倍以上も異なります。これは検診を受ける側の意識にも40歳が大切なポイントであることがわかります。「症状がないから大腸の病気ではないだろう」とか「大腸がんは高齢者の病気」という思い込みも、40歳を境に改善されることが表されているといってもいいのではないでしょうか。

以上のデータを踏まえて40歳になったら男女を問わず、すべての方に大腸検診を行っていただきたいと思います。

それが腸寿のライフスタイルには不可欠である、腸寿を実現するベースになると私は考えています。

第2章

22

50～60代に訪れる腸寿の危機を知る

40歳が腸寿の分かれ道、とみなさんにお話ししましたが、実はその分かれ道の後に腸寿の危機というのがあるのです。ここでは、腸寿クライシスとでも呼んでおきましょうか。

ちなみに男女差があります。女性の場合は、50歳。男性の場合は60歳がその腸寿クライシスの年齢に当たっています。

まず女性の場合ですが、閉経がその危機のポイントです。20代でピークを迎えた女性ホルモンの分泌量は、増減を繰り返しながら次第に減少していき、40代後半～50代には閉経を迎えます。この年代は卵巣機能が低下していき、やがて閉経することで急激なホルモンバランスの変化が起こります。この変化の状態は非常にアンバランスで、その影響を受けて自律神経までも不安定な状況になることがあるのです、それがいわゆる更年期ですが、不眠やほてり、のぼせ、手足のしびれや腰痛、倦怠感などに加え、便秘や下痢などの腸の不調が現れてくる場合があるのです。そこから腸の不調が慢性化するケースもあります。

この変化を上手に乗り越えていくには、食生活や生活習慣を整えることがまず必要です。

そしてそれに加えて、ハッピーホルモンといわれているセロトニンのもとになるトリプトファンを積極的に摂ることをおすすめします。セロトニンがきちんと分泌されていると、ストレスにも強くなるといわれています。また腸管運動をアップするにもセロトニンは重要な物質です。

このトリプトファンは、大豆製品や魚介類、バナナ、アボカドなどに豊富に含まれています。50代の女性には、特に意識して摂っていただきたい食材です。

そして一方、60歳の男性の危機ですが、これは定年が要因になっています。

定年になったことで、生活習慣がガラリと変わります。会社に出社しなくなったことにより運動量がガクンと減る方が多いのです。加えて、会社員時代とは異なり食事も3食きちんと摂るようになります。もちろんトイレを我慢しないなどのいいこともあるのですが、逆に食事の量や回数は増えるにもかかわらず、運動はしない、という状況に陥ってしまいます。そうするとそれまでは縁のなかった便秘の症状が出てくるのです。便秘は相対的に女性のほうがなりやすい症状ですが、このように60歳を過ぎてから、便秘に悩まされる男性も少なくありません。

女性は50歳、男性は60歳に腸寿の危機が訪れるわけなのですが、この本の腸寿のライフスタイルを取り入れて、しっかりと乗り切って欲しいと思っています。

第2章

23 腸エステは、腸の健康を保証しない!?

ここ数年、便秘や腸の不調で悩んでいる女性が多いせいでしょうか、腸に関する本もたくさん出版されています。しかし最近では、消化器系の医師だけでなくエステティシャンや美容系クリニックの方々などの腸関連の著作も目立っています。

そこで私が疑問に思うのは腸マッサージです。お腹のリンパを流すという、へそを中心にしたマッサージですが、お腹のリンパって何なのでしょう？　私は今までに4万人の腸を内視鏡で見ていますが、そのようなものをみたことがありません。そのようなリンパをマッサージすることに疑問を感じてしまいます。

また下行結腸やS状結腸に効くという便秘マッサージが推奨されていますが、その部位を素人の方が判別するのは難しく、おそらく便秘には何の効果も見られないと考えられます。

そして、最近、腸エステというものも登場したようです。私が実際に体験したわけではないですが、その方法にも疑問を感じます。また高額だな、という印象も持っています。もちろんセルフマッサージや、エステティシャンのマッサージで血行がよくなったり、リラックス効果はあるのかもしれませんが、根本的な解決にはなりません。
そこで私が提案したいのは、松生流腸マッサージです。これは、もともとは内視鏡検査で腸内に入った空気を排出するための処置として考案したものです。これはお腹の張りやガスの解消法として一般の方にも応用できると思います。

■松生流腸マッサージのやり方

①リラックスした状態で、身体の左半身を上にして横になります。これは左半身を上にするとガスが抜けやすくなるという理由です。

②円を描くように、時計回りにへそを中心としたお腹をマッサージします。深呼吸をしながら5分間を目安に行ってください。

【注意】左半身を上にするのが最重要ポイントです。

さらに注意点としては、強く圧迫したり、マッサージで便を出そうとはしないことです。あくまでも軽くお腹をなでる程度に行います。

腸マッサージをするならば、臨床の場で行われている正しい根拠があるものをチョイスして欲しいと思います。安易に流行の方法に乗せられないのも腸寿の智恵なのです。

第2章

24 腸にも感情がある!? 腸の機嫌がいい人は長生き?

腸には、消化・吸収・排泄・免疫という大きな働きがあることは、ご理解いただけたと思います。しかし腸にはさらなる知られざる機能が備わっていることが、1980年代に入って発表されたのです。

それは「腸は第2の脳である」という説です。これはアメリカ・コロンビア大学医学部の解剖・細胞生物学教授のマイケル・ガーション博士が発表したもので、一大センセーションを巻き起こしました。

それまで人体のあらゆる器官を司っているのは「脳」である、という常識が覆《くつがえ》され、腸の中にも、一部脳と同様の機能があることが証明されたのです。脳と同様の機能とは「脳や脊髄からの命令を受けずとも、腸の中にはそれ自身の判断によって動くことのできる神経細胞が存在する」ということです。この発見により、腸は第2の脳、と位置づけられるようになりました。

小腸・大腸を合わせた腸の中には、脳と同様に神経系や内分泌系が存在しているとされており、約1億個の神経細胞があることが知られています。その数は、臓器の中でも断トツに多く、脳の神経細胞100億個に次ぐものです。腸は、脳と同様に、神経細胞と神経細胞の間に伝達物質を飛ばしながら、情報を伝達しています。これによって腸は、脳の命令を受けずに自発的に動かしていることになります。

しかし一方で、脳から腸、腸から脳、という2方向の伝達経路もあるのです。このわかりやすい例は、ストレスがお腹にくる、という現象です。例えば緊張状態が脳にストレスとして伝えられると、脳からは自律神経のうち、緊張や活動を司る交感神経を高める指令が出されます。そうすると腸管の活動を担うはずの副交感神経の動きが低下してしまい、それがもろもろの神経伝達物質に影響して、お腹の調子が悪くなる、というわけです。

それとは逆に腸から脳へという伝達経路では、私が外来の患者さんから聞いた話が思い出されます。重度の便秘で悩む患者さんは、朝の排便があると身体がすっきりして、とても快適な1日が送れるといっていました。つまり腸の快適さが脳に伝えられ、心地よく1日を過ごせる、という解釈もできるのです。また下痢でお腹の調子が悪いと、とても不安な気持ちになる、という経験は誰しもがあるのではないでしょうか。

＊

さらに腸と脳の関係について考えていくと、両者の間には意外なほど結びつきがあることに気づかされます。

アメリカでは神経症、うつ病、過敏性腸症候群、パーキンソン病などは、心と消化器の両方に症状が現れることが常識になっています。カリフォルニア大学医学部の生理学・精神医学教授であるエメラン・メイヤー博士が、腸と脳、腸と心の関係について尋ねられたときに「多くの神経症やうつ病の患者は、胃腸に変調をきたしている」と答えています。

実際に、うつ病やパーキンソン病の患者さんを診ている精神科医の間では、こうした患者さんの中にかなりの割合で便秘の方がいることは周知の事実になっています。これは、お腹の調子がわるいからうつ病になったとか、パーキンソン病になったというような単純な問題ではありません。しかし心が先か、腸が先かは、現在の医学では解明されていませんが、その両者がなんらかの関係性を持っているように思われます。そして個人的には、腸にも快・不快のようなもの、つまり感情が存在するのかもしれない、と考えさせられます。

また「第2の脳」である腸にも、注目の物質、セロトニンが存在しています。「セロトニンはハッピーホルモン」というキャッチフレーズを、みなさん目にしたことはありませんか？　セロトニンは、１９８６年にアメリカでＳＳＲＩ（選択的セロトニン再取り込み阻害薬）といううつ病の薬が発売されたことで、注目された物質です。脳では、神経細胞同士がそれぞれの情報を伝え合うために伝達物質を飛ばします。その神経伝達物質がセロトニンです。またセロトニンは、脳内で1%、腸で95%、残りは腎臓や血小板などで産出されていま す。東邦大学医学部統合生理学名誉教授の有田秀穂《ありたひでほ》博士によれば、セロトニンが欠乏していると うつ病、パニック障害、摂食障害、引きこもりなどの症状が起こりやすいということで す。しかし有田博士が解説しているのは、脳内セロトニンの作用についてです。腸で作られたセロトニンは、血液脳関門を通ることはできないので、脳に届くことはありません。しかし今後の医学の発展により、腸内のセロトニンの新しい作用が発見される可能性もありま す。脳にもまだまだ解明されていない謎が多くあるように、第2の脳である腸にも、まだまだ謎が多いのです。

腸が快・不快にとどまらず喜怒哀楽を持つ、というような発見が今後あるかもしれません。そうすると機嫌のよい腸を持つ人は長生きイコール腸寿、ということが証明されるかもしれないのです。

第2章

25

アレルギーや不定愁訴も腸に関係があった!?

近年、日本では、花粉症や食物アレルギーなどアレルギー性疾患が増えている傾向にあります。読者のみなさんの中にも悩んでいる方が多いのではないでしょうか。

このようなアレルギー性疾患は、体外から侵入する異物に対して、身体の免疫機能が過剰な反応をして起こす免疫系の疾患です。花粉症を例に取ると、花粉は本来、毒性がなかったり弱かったりするものですが、体内に入ったその成分に免疫細胞が必要以上に反応して攻撃をしかけます。その時に発生する化学伝達物質が神経や血管を刺激して、目のかゆみ、充血、鼻水、皮膚のかゆみなどの症状が起こるのです。

腸とアレルギー性疾患の関係性は明らかになっていませんが、免疫機能を担うリンパ球の60％が腸に集中していることを考えると、腸の健康とアレルギーにはなんらかの因果関係があることは否定できないと思われます。

腸をケアして全身の免疫力を高めることは、アレルギー性疾患の予防にもなると考えられるのです。

またこれまでご説明した腸の役割、腸内環境、腸管免疫の話からもわかるように、腸が健康であることは、腸の大きな病気に加えて、全身の病気に関わってくることがおわかりかと思います。つまり腸の健康＝腸寿なんですね。

腸内環境の悪化の原因は、食生活、体内リズムの乱れ、ストレス、運動不足などがあげられますが、そこから腸の働きが悪くなり、便秘、下痢、腹部膨満感、ガスの出が悪くなるという状況が引き起こされます。そしてそれを長期的に放っておくと、大腸では腸内に老廃物が溜まり腸内細菌のバランスが崩れて、結果的に免疫力が低下します。一方、小腸では、腸管免疫の主役であるパイエル板のリンパ球の働きが弱まり、免疫力が低下します。

免疫力の低下＝病気にかかりやすい身体です。腸の病気では大腸がん、全身の病気ではインフルエンザ、花粉症、食物アレルギーなど免疫異常に関わる病気、がんなど免疫力に関わる病気などにかかりやすくなってしまいます。

しかし免疫力の低下は、大きな病気をしないまでも日常的に身体の不調を感じやすくなります。倦怠感、頭痛、肩こり、冷え、むくみなど、なんとなく調子が悪い、そんな不定愁訴の要因のひとつになりえるのです。不定愁訴とは特定の原因がわからないため、悩んでいる方も多いと思いますが、腸の状態もチェックしてみることがおすすめです。

そう考えると腸の健康は、毎日の元気の秘訣、といってもよいのではないでしょうか。

第3章　便はあなたの腸寿レベルを語る

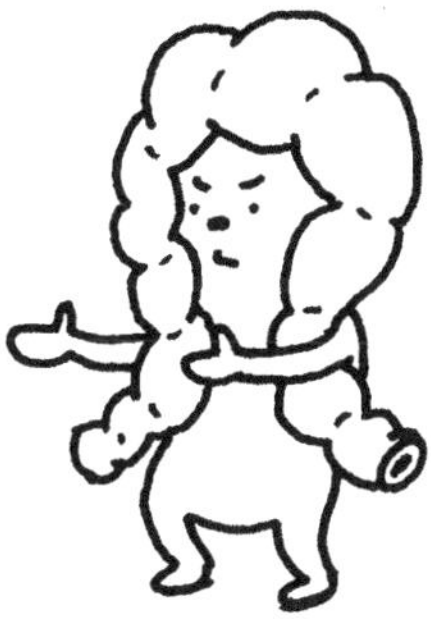

26 便の状態にも注目するのが腸寿の基本

便はリアルタイムで腸の健康状態を語る存在です。ではいい便とは、どんな便なのでしょうか？

まず形ですが、やや固めのバナナ状、やや軟らかめの練り歯磨き状が理想です。色は黄色、または黄褐色。においはきつくなく、出た後にすっきりとする。排便回数は、1日1～3回、または2～3日に1～3回です。排便時の状態も強くいきまなくてもすんなり出るのがよい状態です。

前述したのは理想の便ですが、表面にひび割れがあるソーセージ状や、表面はなめらかで軟らかいソーセージ状、あるいはヘビのような形状、さらに軟らかくて割れたような小さな塊状であっても健康な状態といえます。また排便が容易な便は、おしなべて健康の証であるといってよいでしょう。

またわかりやすいのは便の色です。便の色は病気の発見につながることも多いので、排便の状態、便の形状以上にチェックしていただきたいと思います。またすべてが病気に繋がるとは限りません。しかし少しでも気になったら、専門医のいるクリニックを受診することをおすすめします。

まず血が混じった便ですが、痔が疑われます。さらに直腸や結腸にポリープや潰瘍がある場合に血便になることがあります。血便が連日続く場合は、潰瘍性大腸炎やクローン病の疑いもあります。

黒い便の場合は、食道、胃、十二指腸、小腸などに潰瘍があり、その潰瘍から出血しているると黒い色の便が出ることがあります。また病気ではなく、肉食が多くて便の成分に消化液の胆汁が多くなっても黒くなります。

血便というより、便全体に赤みがある場合は肛門や大腸から出血しているケースがあります。また、潰瘍性大腸炎や大腸がんの可能性もあります。

さらに、膵臓の病気、胆石症などがあると、バリウムを飲んだときのような白っぽい便が出ることがあります。

これらの色に当てはまったからといって、即病気、というわけではありません。通常と違う色の便が出た場合は、注意して数日間はチェックしましょう。数日でもとに戻ればよいのですが、２〜３週間たっても戻らない場合は、専門のクリニックの受診を検討していただきたいと思います。

第3章

27

毎日排便があっても腸寿が約束されているわけではない

クリニックでの診察をしていて思うのは、便が出ればそれでいい、と思っている方がとても多いことです。大切なことなので何度でもいいますが、便は出せばいいというわけではありません。その出し方、また便の状態も大切なのです。

便の状態を詳しく見ていくと、いろいろな身体の状態がわかります。特に生活習慣は便の状態にかなりはっきりと反映されています。

水分不足の方の場合は、うさぎの糞のように硬くコロコロとした便が出ます。このようなケースは、ガスが溜まってお腹が苦しいと思います。さらに水分を摂っているつもりでも水分が十分に腸まで届いていないということも考えられます。

肉を食べ過ぎたときには、肉のタンパク質が分解されるときに腸内のガスのにおいが強くなる傾向があります。よって便が臭く、おならが多く出ます。

さらに食物繊維不足の場合、便の量が少なく、長さも勢いもなくヒョロヒョロした状態で残便感があります。

そして経験のある方も多いと思いますが、お酒を飲みすぎたときの便は、腸の働きが過敏になっているため下痢の状態です。またふわふわして形がはっきりしない泥状になっています。

ダイエットしている方の場合は、便が出そうで出ません。そしてすべりが悪く、時間をかけて出したわりには、量が少ないのが特徴です。

また運動不足の方の場合、腸の動きが低下しているため、食事のたびにお腹がポッコリと出ます。そして便意は感じるものの、なかなか出ません。また出ると大量で臭いがきついのが特徴です。

全体的に腸の働きが低下気味の方は、小さい塊がつながっていたり、ソーセージ状の便が出ます。また短時間の間に何回にも分けて出ることが多いようです。これは、腸の停滞によってS状結腸に便が分割して溜まっているのが原因です。この場合は、食事をする前に、すでに胸やけがしたり、便意を感じにくいというケースもあります。

毎日排便がある方でも、自分の便の状態をしっかりチェックしてください。そこで生活習慣や食事の反省や修正、改善をすることで、より腸を健康な状態に戻すことができます。それがすなわち腸寿のライフスタイルともいえるのです。

第3章

28

宿便は存在しない

便秘で悩む人や、ダイエット中の人などは、よく腸内に溜まった宿便を出したい！ と思うようですが、残念ながら宿便は存在しません。また私が4万人以上に行った大腸の内視鏡検査でもそのような宿便の存在は確認できません。

さらにいえば、医学的には宿便と便秘は同義語です。

腸の動きが低下していると、排便をしてもスッキリせずに不快感が生じることがあります。しかしそれは宿便が腸のヒダに張りついているのではなく、通常の便が排泄されきれずに残っているだけなのです。

しかし最近では、宿便と健康食品ビジネスが結びついているようで、宿便を出す酵素ジュースや野菜ジュース、お茶、サプリメントなどが多く発売されています。

もともと宿便などないので、効果のほどは疑問ですが、このようなものを摂ることで、逆に腸内環境が悪化するケースもありますので注意してください。

さらに宿便をスッキリさせたい、ということで下剤を使う人がいるようですが、それは本末転倒です。逆に腸の状態が停滞してしまいます。

人間の身体は思った以上によく出来ています。腸は蠕動運動で常に老廃物を振り落としています。ですから便が腸内に残り続けて宿便になることはありません。

また便が残っているような不快感があっても特別な対処をする必要はありません。流行の手法として自宅でコーヒー浣腸を行い、下剤依存に近いコーヒー浣腸依存になる方もいます。毎日コーヒー浣腸をするという異常な状態に陥ることもあるのです。

クリニックでも高圧浣腸を使用するケースがあります。高圧浣腸とは、チューブを使って肛門からぬるま湯を入れ、水圧を利用して排便を促す方法です。しかし処置に手間がかかるわりに便秘治療に決定的な効果があるわけではないので、一般的な対症療法として高圧浣腸を行っているクリニックは少数です。しかし高圧浣腸は、一時的に貯留してしまった便を排泄させるには効果的です。

自宅で行うコーヒー浣腸もそうですが、クリニックの高圧浣腸、さらに美容系クリニックで行っているコロン・クレンジング（腸内洗浄）も、習慣化すると、この浣腸なしでは排便できない状態に陥ります。これは腸が自分で排便する力や健康になろうとする力を奪ってしまうんですね。この本の読者のみなさんには、宿便などという言葉にだまされず、もっと正しい腸のケア方法を知り、腸寿の道を歩んでいって欲しいと思っています。

第3章

29 腸の基本機能「消化・吸収・排泄」と腸寿の関係

腸の健康を考える場合、まずみなさんに腸の機能をよく知って欲しいと思っています。

人間の腸は、口から肛門まで続く長い管状の消化器の一部です。長さは、7〜9mで、広げるとテニスコート1面分もの表面積になります。

腸は、「小腸」と「大腸」に大きく分かれます。胃から続くのが小腸、その小腸から続くのが大腸です。小腸は、さらに胃から近い順に、十二指腸、空腸、回腸に区分されます。それに続く大腸は、肛門に向かって、盲腸、上行結腸、横行結腸、下行結腸、S状結腸、直腸と続きます。

人体での腸の主な役割は「消化」「吸収」「排泄」の3つです。これらが、どのようなルートで行われるかというと、まず口から摂った食べ物は、唾液とともに噛み砕かれ、食道を通って、胃に入ります。胃では胃液によって消化されてかゆ状になり、それが十二指腸に送られます。そこで胆汁や膵臓の消化液などによって、さらに消化され、分解。1食分の食べ物が胃と十二指腸を通過するのにかかる時間は2〜4時間です。そこから空腸、回腸に運ばれて、さらなる消化と栄養素の吸収が行われます。そこで残ったかすは、どろどろの液体状です。それが小腸（水分の約90％は小腸で再吸収）と最終的に結腸で水分を吸収され、固形の便になるのです。一般的に18時間以上かけて、結腸を通過します。そして直腸に押し出される時点では、完全に便になっており、さらに便が直腸に移行すると便意が起こり、肛門から排泄されるのです。

さらに腸には、他にも知られざる働きがあります。デトックス（排毒）療法の第一人者である大森隆史《おおもりたかし》医師によれば、水銀などの有毒金属や有害化物質、老廃物を合わせた毒素のうち、75％が便として排出されるといいます。ちなみに残り20％が尿、汗３％、さらに１％が毛髪と爪だということです。腸というのは、人体のデトックス機能も担っているということなのです。この場合の毒素とは、体外から侵入する食品添加物や残留農薬、汚染物質など。そして腸内でこれらの毒素が集まり、ときに相互作用を起こしながら有毒物質や有毒ガス、活性酸素などを溜め込んでいくのです。

腸がきちんと機能していなければ、栄養素の消化・吸収がうまくいかないだけではなく、体内に毒素が溜まり、老廃物の排泄も滞ります。そして腸の健康からは遠くなり、さらには腸寿にも影響していくのです。

第3章

30 腸の運動を知る

腸の長さは全体で約7〜9mで、大きく分類すると小腸と大腸に分けられます。そのうち小腸は長さ6〜7m、主に栄養分の消化と吸収を行い、残った老廃物を大腸に送ります。大腸は、消化管の最後尾に位置し、老廃物の水分を調整して便を作っています。

この消化・吸収・排泄のプロセスで、腸は大きく分けて2つの運動を行います。

ひとつは「分節運動」です。これは、小腸と大腸の両方で起こります。食べたものを運ぶために、腸管が収縮と弛緩《しかん》を繰り返して、食べ物の残りかすを攪拌する動きです。

そしてもうひとつは、「蠕動運動」と呼ばれる動きです。これは腸の内容物を肛門のほうに送り出す働きがあります。この「蠕動運動」の中でも、結腸全体、なかでも下行結腸からS状結腸にかけての強い収縮運動を「大蠕動」といいます。

この大蠕動は、1日3〜4回、食べ物や水分を摂ることをきっかけにおこります。この大蠕動は、特に朝に起こりやすく、朝食後に便意が起こりやすいのも、この大蠕動の動きのためです。

大蠕動は、自律神経（交感神経、副交感神経）や中枢とも連携している働きです。胃の中に食事や水分が入ると胃が刺激され、胃・結腸反射が起こった後に大蠕動が起こって、便が一気に直腸内に移動し、さらに便は肛門に向かって押し出され排泄されます。

しかしそれ以外にも、小腸と大腸に1億個もあるといわれる神経細胞が、大蠕動運動には深く関わっているのです。そのメカニズムは、腸管を内容物が通過すると、腸管の筋肉にある神経がこれを感知し、セロトニンという神経伝達物質を介して「腸管を動かせ」という命令を出します。つまりセロトニンによる連携が蠕動運動に繋がって、便を直腸まで動かし、排便を促すのです（P70〜73参照）。

このように腸の動きは、交感神経、副交感神経、腸の神経細胞などの働きとも連動しています。身体的にも精神的にもストレスがあまりかからない状態では、これらの神経はバランスをとりながら働いていますが、強いストレスなどによってバランスが崩れると、腸の動きにも悪影響が出るのです。身体的ストレスとは、寒暖の変化、不規則な生活や食事など、精神的ストレスは、仕事や家族・人間関係などのプレッシャー、悩み、不安などがあげられますが、腸はこのようなストレスに敏感です。

便秘や下痢などで腸が正常に動いてない場合、身体や精神状態のバランスを見直す必要があります。腸寿を目指す方は、まず腸をきちんと動かすことから考えていただきたいですね。

第3章

31

おなら対策も腸寿の智恵？

出物腫れ物ところ嫌わず、の代表格の〝おなら〟。一体おならって何なのでしょうか？

おならの正体は、実はその7割が〝飲み込んだ空気〟です。そして2割が血液から腸管内に拡散したガス、残りの1割は腸内細菌が食べ物を分解した際に発生するガス、という内訳になっています。またおならの量は、食べ物や体調、消化液の量などにもより個人差がありますが、一般的には1日のおならの量は500〜2000㎖ほど、回数は5〜20回といわれています。またおならの主成分は、飲み込んだ空気ですからその成分は、窒素、水素、炭酸ガス、酸素といった無臭のガスで、臭いはそんなにありません。

おならの大部分は空気なのですが、これは炭酸飲料の摂取や早食いによる、口から飲み込む空気が原因です。お腹のガスは誰にでも存在するのです。

さらに臭いに関しては、肉やねぎ類などの硫黄《いおう》の多い食べ物が体内で分解される際に発生するガスや、ストレスなどによって腸内に悪玉菌が増殖し、溜まったタンパク質の腐敗が原因です。

おならの臭いを抑えるためには、栄養バランスの取れた食事をよく噛んでゆっくりと摂り、腹八分目を心がけることが大切です。

そしておならと停滞腸と便秘の関係についていいますと、まず便秘の方は、腸に老廃物を溜め込んでいるわけですから、腸内に悪玉菌が増え、インドールやスカトールといった有害物質やガスが溜まった状態になります。その溜まったガスのために下腹がポッコリの状態になり、そのガスが溜まった分だけおならが頻繁に出るわけです。また有害物質が腸に増えた悪玉菌に影響して、きつい臭いになってしまう傾向にあるのです。

普通の人でもお腹のガスは毎日約2ℓほど排出されます。しかしガスが溜まる症状が出ている人は、多い人ではガスの量が4ℓにもなっているケースがあるのです。もともとガスは臭いがそれほどありませんが、前述した理由により、ひどい停滞腸の人ほど腐敗臭に似た臭いになってしまうのです。

おなかに溜まったガスの逃げ場はおならとして出すしかなく、我慢すると身体によくありません。また我慢を繰り返していると日常的に腹部の膨満感に陥ります。

たかがおなら、されどおならという感じですが、便同様に自分のおならにも注意してみてください。そこには、早食い、食生活、便秘、悪玉菌の増加などなど、腸寿の敵とも呼びたい意外な情報がたくさん含まれているのです。

第3章

32

〝下痢は止めない〟のが正解

下痢の原因は、ある意味便秘よりも多様です。それゆえに、下痢を止めるのが得策でない場合が多いこともみなさんに知って欲しいと思います。

まず小腸で起こる下痢は、主に食べ物を食べ過ぎたり、飲み過ぎたりしたときに起こります。腸粘膜の働きが弱くなり、腸の内容物から水分が吸収できなくなると、便の水分が増えて水様便といわれる状態になります。またお腹を冷やしてしまったときも、腸粘膜の働きは弱くなるといわれています。しかし小腸で起こる下痢は、いずれも一時的なものが多いのですが、続く場合もあるのです。

そして大腸ですが、下痢の原因は蠕動運動が活発になりすぎたり、粘液の分泌が多すぎたりするために起こり、腹痛を伴うことが多いのが特徴です。

一方急性で起こる下痢のほとんどは、ウイルスが原因です。代表格は冬場に流行するノロウイルスです。胸のむかつきと嘔吐から水っぽい下痢が急に始まり、4～5日は続くという経過をたどります。

さらに中にはO－157のように細菌や毒素で起こる下痢もあります。ウイルスに比べ、病原性が強いので激しい症状が現れ、症状の大きな目安として血便がポイントになります。また下痢・血便が長く続く場合には、潰瘍性大腸炎やクローン病を発症している可能性もあります。

このように下痢は原因が多様なため、その原因を突き止めたうえでの治療が有効になります。ですから下痢になったからといってすぐに「下痢止め」を服用するのは、おすすめできません。そもそも便そのものは、ある意味で老廃物なので、体内に溜めず外に出すべきなのです。特にO－157などは「下痢を完全に止めること＝菌を体内に保有すること」になるため、下痢止めは禁忌なのです。

下痢止めが有効な場合もありますが、これは確実に診断のついた下痢型の過敏性腸症候群や、機能性下痢に限られます。ですから一度は大腸内視鏡検査を受けて、異常がないことを確認してから服用することが大切なのです。

このような理由から、下痢止めはよほど困ったとき以外の使用は控えてください。また下痢のときには、整腸剤、下痢止め、腸管運動抑制剤などを使用すると思いますが、この中で安全なのは整腸剤です。整腸剤は、腸内の善玉菌を増やし有害細菌の増殖を抑える作用があります。整腸剤を服用しても下痢が治まらない場合は、専門医の受診をおすすめします。

第3章

33

大腸内視鏡検査は腸寿の友

腸寿を目指す方に特におすすめしたいのが、大腸内視鏡検査です。

大腸内視鏡検査は、比較的手軽に受けられるもののなかで、唯一、医師が直接腸の中を見ることができる検査なのです。これによって大腸がんやポリープ、炎症性腸疾患などの病気を早期発見することができます。詳細は第5章の大腸がんの項目に譲りますが、大腸がんは早期発見すれば、手術の方法も身体に負担がかからず、予後の状態もよく、生存率も高いがんなのです。

便秘や下痢、腹痛など消化器系の不調が続く場合には、がんなどの病気で起こる「器質性」のものと、特に原因のない「機能性」のものがあります。それは自己判断できませんので、もし心配であれば、まず大腸内視鏡検査がおすすめです。

私のクリニックでは、便秘の症状でやってきた20代の女性に大腸がんが見つかったケースもあります。また下痢と腹痛が続いて、ご本人は「ストレスからくるものだ」と思っていた40代の男性に大腸内視鏡検査を行ったところ、潰瘍性大腸炎が見つかった例もあるのです。

消化器系の専門医の立場からさらにいいますと、たとえ腸の状態にこれといった不調がなく自覚症状のない方でも、40歳を過ぎたら1度は内視鏡検査を受けていただきたいと思います。

大腸内視鏡検査は、太さ11〜13㎜、長さ1・4mほどの柔らかいチューブ状の器具の先端に超小型の高性能カメラ（電子スコープ）を肛門から大腸の内部、また状況によっては小腸まで挿入していきます。そして医師はモニターに映し出された大腸の内部をくまなくチェックしていくのです。

大腸内視鏡検査の利点は、まず医師が直接病変を観察できること、さらに必要によっては一部を採取して検査にまわすことができます。また検査のときに小さな早期がんやポリープがあった場合は、その場で根こそぎ取ってしまうこともできます。つまり診断から治療までが可能な方法なのです。

1度検査を受けて何も異常がなければ1年後にもう1回受け、その後は医師の指示にもよりますが、3年くらい間隔をあけても問題はないと思います。新たなポリープができるまでには3年くらいの期間があると考えられているのがその理由です。

大腸内視鏡検査を腸寿の友として大いに活用していただきたいと思います。

第3章

34

便秘外来の正しい利用法

私のクリニックには、便秘外来があります。そうすると「便秘くらいで病院に行ってもよいのでしょうか?」という質問をよく受けます。そのように聞かれると私は「便秘くらいという考え方がそもそもいけません! ちょっとでも不安があったらすぐに受診してくださいい!」と答えています。本書の中には何度も出ていますが、便秘は不快感や数々の体調不良を招き、さらにその裏には重大な病気が隠れているかもしれません。風邪は万病の元といいますが、私にいわせれば、便秘だって万病の元なのです。

そこで便秘外来のドアを叩くガイドラインをここに記したいと思います。

■便秘外来に行くタイミングの目安

①1週間以上排便がないとき

②排便時に出血を伴うとき

③便秘が慢性化して、長期間改善されない場合

④下剤を規定量以上、飲んでいるとき
⑤今まで便秘ではなかったのに便秘になって1ヵ月以上改善しないとき
⑥便意がまったくない

①〜⑥のどれかひとつでも当てはまった時が受診のタイミングです。特に⑤に関しては、いつもと違った便秘の感触、また排便するときに強い腹痛がある場合は、大腸がんなど重篤な病気が疑われますので、必ず受診してください。

私のクリニックの便秘外来では年齢によっては検査を行わず（20歳以下は腸の病気の頻度が低い）に、問診や通常の腹部の診察を行います。

また便秘の改善に関しては、下剤の減量と、生活習慣と食生活の改善を中心にアドバイスします。受診は1ヵ月から2ヵ月に1回くらいが目安です。期間は、半年から1年半くらいでの改善を目指して、腸に負担をかけずにゆっくりと腸を健康にしていくことを心がけています。下剤に関しても必ず毎回の受診時に薬の処方や量を見直し、消失した便意を促す「レシカルボン坐剤®」を使って、腸のリハビリを行っていきます。病院によっては漢方治療を行うところもありますが、漢方には大腸メラノーシス（大腸黒皮症）を起こす大黄《だいおう》を含有しているものがあるため、医師の適切な判断が必要です。腸寿の友として、便秘外来をよき相談相手にしていただくことをおすすめします。

第４章　腸寿の食生活

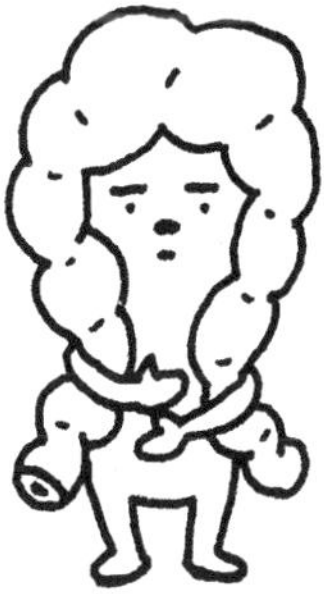

第4章

35

食養腸が腸寿の近道

日本には江戸時代に書かれた『養生訓《ようじょうくん》』という本があります。これは当時の高名な儒学者である貝原益軒《かいばらえきけん》が書き、それは現代にも読み継がれています。ちなみに貝原益軒は、満83歳9ヵ月という長寿をまっとうした人です。当時の平均寿命が今とは比べ物にはならないほど短かった江戸時代に、83歳とは驚異的な長生きともいえるでしょう。

『養生訓』では、養生の第一歩として「欲」に溺れず、万事少なめを心がけることが繰り返し書かれています。食欲、睡眠欲、性欲など、人間の欲は限りなく、放っておけばどこまでも拡大してしまうと論じられています。

そして『養生訓』には飲食についての記載が細かく書かれているのも特徴のひとつです。飲みすぎ、食べすぎは胃腸の健康を損なうとも明記されています。また「飲食は生命の養分」として、胃弱な人は生の魚を焼いて食べるとよいとか、大根、にんじん、かぼちゃなどは薄切りにして煮るとよい、など、具体的な調理法も書いてあります。

この『養生訓』に記されている健康法は、貝原益軒自身の体験から生み出されたものではありますが、人間の存在や心理、さらに世の中の動きなどを鋭くとらえて、健康と結びつけているることが偉大なのです。簡単にいえば、食べ物や食べ方が、その人の健康を左右するばかりか、生き方や運命にも影響すると示唆しています。

また漢方の世界では古くから「食養生」といい、「食べたものこそが命を養う」という考え方がありました。

そこで消化器系の専門医の立場である私は、腸に特化して「食養腸」という考え方を提案したいと思います。この「食養腸」は、食生活に多くの変化を繰り返してきた現在の日本において、貝原益軒の『養生訓』を実践するのは至難の業です。そこでまず腸の健康をよくする「食養腸」から始めましょう、という提案なのです。

またこの「食養腸」を意識し、腸の状態を改善することによって、それは全身の健康にもつながっていきます。体調が整えば、気持ちも元気になっていき、仕事や人間関係、趣味などにも前向きに取り組むことができるようになるのではないでしょうか。

この第４章では、この「食養腸」を実現する具体的な食材、調理方法やレシピ、食生活のヒントなどを、みなさんにアドバイスしていこうと思っています。

「食養腸」は、もちろん腸寿のベースを作るものです。「食養腸」なくして、腸寿の実現は不可能。それほど大切な考え方です。

第4章

36

腸寿の究極の朝食はコレだ！ 和食編

朝食は、腸の大蠕動を促し、排便をスムーズにするのに大切な習慣である、というのは第1章で書いたとおりです。では、何をどのように食べたらよいのか？ それをここでしっかりと紹介したいと思います。

まず和食派の方に向けたおすすめの腸寿メニューをご覧ください。

■究極の腸寿和食モデルメニュー
発芽大麦ごはん
しらすおろし
漬物
味噌汁

まず発芽大麦ごはんは、白米や玄米に比べて水溶性食物繊維が豊富です。実は穀類は便を軟らかくするマグネシウムも豊富に含んでいますが、精白すると約1／3が失われてしまうので、精白していないものが腸にはベストです。また発芽大麦は、小腸の免疫機能をアップするグルタミンが多く含まれているのも特徴のひとつです。

しらすは、マグネシウムを多く含む魚です。非常に小さい魚ではありますが、腸寿の食生活にはおすすめの食材なのです。また根菜である大根は食物繊維を多く含みますので、便秘解消にしらす＋大根は好相性です。またここにほうれん草を加えるとビタミンCも摂れる優良メニューに進化します。また時間に余裕のある方は、焼き魚＋大根おろしなど魚のメニューにアレンジするのもおすすめです。

そして漬物は、生きて腸まで届く植物性乳酸菌を含み、腸内の善玉菌を増やしてくれます。大根、にんじん、きゅうりなどで、作り置きをして、朝の食卓に1品加えるだけで、腸の健康には非常に効果的なメニューです。

最後に味噌汁。発酵食品の味噌が植物性乳酸菌を含むだけでなく、具をわかめなどの海藻類にすると食物繊維もあわせて摂ることができます。

もっと手の込んだメニューを期待された方も多いかもしれませんが、とにかく実践第一！シンプルであっても朝からこの4品が並ぶ食卓は、まさに腸寿の食卓なのです。

第4章

37 腸寿の至高の朝食はコレだ！洋食編

和の腸寿朝食があれば、もちろん洋の腸寿朝食だってあります。和食よりも比較的支度が容易なので、忙しい平日の朝は洋食中心のメニューもおすすめです。朝の忙しさにかまけて、朝食を抜くのが　腸寿にとって一番のダメージです。

■至高の腸寿洋食モデルメニュー
ライ麦入りパン（エクストラバージンオリーブオイルをつけて）
たまねぎのマリネ
果物入り無脂肪ヨーグルト

洋食もとってもシンプルです。

まずライ麦入りパンですが、パン類の中ではもっとも食物繊維が多く、一般的な食パンの2倍もあります。そのためパン食の多い人は、ライ麦入りに替えるだけで、食物繊維摂取量が増え、排便促進と腸内環境のデトックスに効果があります。さらに良質の油であるエクストラバージンオリーブオイルをつけて食べれば完璧！

そしてたまねぎのマリネは、保存が利くので作り置きするのがおすすめです。最近では手軽にマリネが作れるビネガーキットなどもありますので、上手に利用してみてください。たまねぎは野菜の中では、食物繊維、腸の善玉菌を増やすオリゴ糖を含み、腸寿にはおすすめの食材です。またケルセチンという強い抗酸化作用を持つ成分も豊富で、デトックス効果があり、腸内環境を整えるのに最適です。時間があるときのアレンジ方法としては、スモークサーモンなどをプラスすれば、朝から魚も摂ることができますね。

さらに果物入りヨーグルトは、味の好みもあると思いますが、ヨーグルトはなるべく無脂肪のものを選びましょう。そして、いちご、みかん、バナナ、キウイフルーツなど旬の果物を一緒に摂るだけでビタミンＣの補給になっておすすめです。

忙しい朝は、作り置き＋市販品でなるべく簡単に朝食の支度をしたいものです。ここで紹介した朝食もシンプルですが、腸寿という観点からみたら十分です。

季節によって温かいスープを足したり、温野菜のサラダなどをプラスすることでさらに充実した朝食になると思います。

腸寿の敵は朝食抜きです。効率よい朝食はなによりも腸寿の友なのです。

第4章

38

最強の腸寿食は、松生流生たまごかけごはん

朝の大蠕動運動のために、とにかく毎朝きちんと朝食を摂って欲しいというのが、私の切なる思いです。しかし、現実はなかなか難しいのも重々承知しています。そこで、じゃあこの1品だけでもいいので、どうでしょうか？　と提案したいのが「生たまごかけごはん」です。実はこれは最強の腸寿食でもあるのです。

■松生流生たまごかけごはん
茶碗一杯のごはん
たまご　1個
エクストラバージンオリーブオイル　少々
しょうゆ　適量

手間隙かからず、栄養価や腸の健康からみても100点をつけたいような腸寿食です。

まずたまごは、必須アミノ酸のバランスがよくアミノ酸スコアは満点の１００。ビタミンやミネラルも多く、小腸の免疫機能をアップする食材であるグルタミンも含まれています。グルタミンは熱に弱いので、実は生たまごは、腸にとって最適な食べ方なのです。

ごはんは、もちろんアツアツのものがおいしいですが、あえて少し冷ましたごはんがおすすめです。なぜなら40℃以下のごはんのほうが、たまごのグルタミンを壊さずにすむので、より最強の腸寿食になります。

そして松生流の大きなポイントは、エクストラバージンオリーブオイルを使うこと。良質な油であり、便秘予防の救世主ともいえる存在です。このオリーブオイルを少々プラスするだけで、腸にとっては最強の生たまごかけごはんが出来上がるのです。

また納豆を付け合わせにしてもいいですね。タンパク質とイソフラボンをバランスよく含む食品ですし、発酵過程で血栓予防効果のある酵素などが生まれ、栄養価が一段と高くなっていることにも注目です。食物繊維も豊富で、善玉菌を増やす作用もあります。納豆にもいろいろな種類がありますが、黒大豆を使用した黒豆納豆は、納豆の中でも食物繊維の量が抜群に多いので、納豆好きの方はぜひお試しください。また高菜や野沢菜をみじん切りにしてトッピングするのもおすすめですよ。

ここまでシンプルなものはおそらくないので、最強の腸寿食だと思います。

第4章

39

腸寿味噌汁の具はコレだ！

大豆を発酵させて作る味噌には、植物性乳酸菌が豊富です。ただ最近は、発酵の過程で乳酸菌を使用するだけで、完成品には生きた乳酸菌が入っていないものも多いのが現状です。しかしたとえ乳酸菌の死菌であっても、有効です。

朝食を和食にする場合は、ぜひ味噌汁をつけてください。伝統的な和食のスタイルである一汁三菜は腸寿食の基本習慣としてもおすすめです。また朝食からきちんと水分を補給するという意味合いもあります。そこでせっかくですから、味噌汁の具にもこだわりたいものです。

私のおすすめは、きのこです。きのこ類には、水に溶けない不溶性食物繊維が豊富に含まれ、便のかさを増やして排便を促す効果があります。またきのこに含まれる水溶性食物繊維の一種であるβグルカンも、身体の免疫機能をアップするといわれ、注目の成分です。味噌汁の具としてはポピュラーなめこを筆頭に、しめじ、まいたけ、しいたけ、エリンギなども合います。また、低カロリーなのもうれしいところです。

海藻もおすすめの具です。海藻類のヌルヌルとした独特の食感は、水溶性食物繊維の一種であるアルギン酸を含む食材の特徴です。アルギン酸は、腸管内の水分を吸って便を軟らかくするように働き、便通を改善します。また海藻には、便を軟らかくする働きがあるマグネシウムも豊富に含まれ、その相乗効果が期待できる食材です。またお腹にガスが溜まる膨満感にも効果があります。やはり定番のわかめがおすすめですね。

また味噌汁にオクラや不溶性食物繊維の多いなめこをプラスするとさらにおいしくいただけますよ。オクラのネバネバは、ペクチンという水溶性食物繊維とムチンの混合物で腸にもおすすめです。

味噌汁は、海外でも「ミソスープ」と呼ばれ代表的な日本食といわれています。この偉大な日本食は、日本の風土や生活環境、そして日本人の身体に合った料理といえると思います。しかし味噌汁の具は、定番にこだわることなく洋風食材、意外な食材など加えてアレンジしていくと、おどろくほどレシピの幅が広がります。また個人的な好みも加えてアレンジすると、あなただけの腸寿味噌汁レシピが出来上がることになります。このように食事を楽しむことが、腸寿には必要です（ただし腹部の手術を受けた人は、海藻を多く摂ると、腸閉塞の原因となるので注意が必要です）。

第4章

40 松生クリニックでおすすめしている便秘対策朝ジュース

これでもか！　というくらいシンプルな朝食を提案しつづけてきましたが、みなさん「実践してみようかな」という気持ちになったでしょうか。

私のクリニックには便秘外来がありますが、患者さんの多くは朝食抜きの習慣を長く続けており、朝食を毎日の習慣にしていただくのが、まず高いハードルになっていることをつくづく感じています。

そこでクリニックで、朝食を摂らなくてもよいから、とにかく朝、何か身体に入れてください！　といっておすすめしているメニューをここで紹介します。

■松生クリニック特製便秘対策朝ジュース
バナナ　1／2本
調整豆乳　100㎖
無脂肪ヨーグルト　100g

この3種類の材料をミキサーにかけて飲むだけです。ミキサーがなければ、豆乳とヨーグルトにバナナを小口に切って潰して入れるだけでOKです。便通を促すジュースであると同時に栄養価も高いのでおすすめです。バナナには食物繊維と腸内環境を整えるオリゴ糖が含まれていて便秘には効果的です。また豆乳、ヨーグルトも腸内の善玉菌を増やす働きがあります。ヨーグルトは無脂肪のものを選ぶとヘルシー度もアップします。

甘味として、はちみつやオリゴ糖をプラスしてもOKです。特にオリゴ糖は、腸内善玉菌・ビフィズス菌のエサになる成分で、摂取によって善玉菌が増加するといわれています。またはちみつにもオリゴ糖が豊富に含まれているので、プラスすることでより腸内環境を整えるのにおすすめです。

そしてバナナに飽きたらりんごでもアレンジ可能です。りんごにはペクチン（水溶性食物繊維の一種）が含まれていて、これも腸内の善玉菌を活性化させます。またエクストラバージンオリーブオイルを大さじ1杯入れると、さらにパワーアップします。

たった1杯のジュースですが、これ1杯で腸にとってのスペシャルドリンクになります。腹持ちもよいので、時間のない朝にぴったり。ぜひお試しください。

また腸内リセットプログラムのファスティングジュースとしてもおすすめです。

第4章

41 朝のコーヒー、紅茶を腸寿飲料に変える方法

最近、コーラまでもがトクホ（特定保健用食品）に認定され話題を集めていますが、実はトクホの主役は、お腹の調子を整えるという食品なのです。実にトクホの7割を占めています。

腸に関係のあるトクホ成分を大きく分けると、食物繊維、乳酸菌、オリゴ糖などになります。

食物繊維は「難消化性デキストリン」「小麦ふすま」「寒天由来の食物繊維」「ビール酵母由来の食物繊維」などの食品があります。しかしこのような食品を利用せずとも、自然のもので摂っていただきたいと私は考えています。

そして乳酸菌は、ヨーグルト関連ですね。これは基本的に自宅では作れないものなので、低脂肪のものや、果物などをプラスして上手に利用していただきたいと思います。

そしてオリゴ糖。本書でも何箇所か記載したところがありますが、トクホの中で積極的に利用して欲しいのがこのオリゴ糖なのです。

オリゴ糖とは、単糖（炭水化物が分解したときにこれ以上分解できない最小単位）が2〜20個結びついたものをいいます。このオリゴ糖は、分解されることなく大腸に達するのが特徴のひとつです。オリゴ糖は、腸内細菌である善玉菌のビフィズス菌の栄養となって増殖させる働きがあるので、腸の調子を整えるのに役立つのです。

オリゴ糖は、はちみつ、豆乳、果物などにも含まれていますが、市販のオリゴ糖なら手軽に摂ることができます。市販のオリゴ糖には、フラクトオリゴ糖、イソマルトオリゴ糖、ダイズオリゴ糖、ガラクトオリゴ糖、乳果オリゴ糖があります。

それぞれに特徴がありますが、フラクトオリゴ糖、イソマルトオリゴ糖、乳果オリゴ糖は、いずれもビフィズス菌の増殖を促し、虫歯になりにくい甘味料として知られています。

またイソマルトオリゴ糖とダイズオリゴ糖は、熱や酸に強いので、料理に利用するとうまみやコクが出るという特徴があります。

そしてガラクトオリゴ糖は、ビフィズス菌の増殖以外にも、タンパク質の消化吸収を助ける働きがあります。

オリゴ糖は、用途によって使い分けるのもよいのですが、私は、朝のコーヒーや紅茶に砂糖と同等の甘味を持つ乳果オリゴ糖を小さじ1杯ほど入れて、即席腸寿飲料にすることをおすすめします。便通もよくなるので、オリゴ糖は、腸寿の助っ人でもあるのです。

第4章

42 腸寿になるランチメニューの選び方 1

腸寿には食生活が大切、とわかってはいても、なかなか朝・昼・晩と腸寿的に100点満点の食事をするのは難しいものです。特にお勤めをされている方は、昼はどうしても外食が多くなりがちです。そこで外食でも腸によいランチの選び方がありますので、ここで紹介しましょう。

まず外食であれば、一番のおすすめはイタリアンです。中でもペペロンチーノのパスタがベターです。パスタは食物繊維を多く含んでいますし、腹持ちもいい。そしてにんにく、唐辛子、オリーブオイル、岩塩が使用されていて食欲も増進します。オリーブオイルは腸の刺激になります。

でもお昼ににんにくはちょっと……、という方は、魚介のパスタにしてはいかがでしょうか。魚+オリーブオイルは、地中海式食事法の基本でもあるスタイルです。

そしてエスニックランチでは断然カレーがおすすめです。実はカレーは、身体を温め、腸を動かす働きがとても強く、お昼にはおすすめのメニューです。カレーが腸にいい理由は、ターメリックや、クミン、コリアンダーなど30種類以上も入っているスパイスにあります。このスパイスは、腸の消化・吸収を促進する働きもあります。カレーもいろいろな種類がありますが、おすすめなのは野菜を中心にしたもの。でも肉がちょっと食べたいな、と思った方は牛肉ではなく鶏肉を使ったチキンカレーがベターです。最近はヘルシー志向が高まり、お店によってさっぱりとした和風カレーや、白米ではなく玄米などを使ったメニューも見受けられます。「スパイス」＋「野菜」という組み合わせを念頭に選んでいただくと、より腸の健康をアシストするランチになると思います。

そして和食ランチですが、一番のおすすめは刺身定食。しかもまぐろが入ったものをチョイスしたいところです。まぐろのやまかけ丼などもおすすめですね。まぐろは小腸の免疫を高めるグルタミンを豊富に含み、魚肉類の中でもタンパク質の含有量が多く、アミノ酸の質を示すアミノ酸スコアが最高点の１００です。またグルタミンは加熱すると壊れやすいので、生の魚をいただく刺身定食は願ったり叶ったりのランチです。

またまぐろの他に、さば、いわし、さんまなどの青魚も良質の脂肪酸のＥＰＡとＤＨＡが豊富に含まれているのでおすすめです。

選択肢が少ないと思われているランチも賢く選べば、腸寿に一役買います。「選ぶのが面倒」などと思わずに、ぜひ楽しみながら選んでください。

第4章

43 腸寿になるランチメニューの選び方 2

最近はランチメニューも多様化しています。いろいろな選択肢がある場合のランチメニューのチョイスの方法をここでは紹介したいと思います。

まず韓国料理。植物性乳酸菌の多いキムチや、野菜のナムルなどを使ったビビンパは特におすすめです。焼き肉系のメニューをセレクトするときは、モモ肉などの脂肪の少ない肉を使ったメニューを選んでください。腸の健康を第一に考えた場合、カルビなどの脂肪の多い肉は避けたほうがよいかと思います。

そして中国料理では、単品の麺類やチャーハンではなく、定食を選んでください。肉料理よりも魚料理がおすすめですが、野菜を多く使った料理や、油の少ない料理を見極めて欲しいと思います。そして副菜でつくザーサイは、植物性乳酸菌が豊富なので意識して食べて欲しいですね。また水溶性食物繊維の豊富なわかめのスープや、フカヒレのスープをプラスするのもおすすめです。

そして簡単にランチを済ます方の定番でもある麺類。うどん、ラーメン、そばなど選択肢は多いのですが、同じ炭水化物を摂るのであれば、食物繊維の豊富さで、断然そばです。そして冷たいそばよりも温かいそばを選ぶと腸の働きを鈍らせることなく、消化にもいいと思います。また不溶性食物繊維が豊富なきのこ類をトッピングした、なめこそばなどもおすすめ。ちなみにゆでたときの麺類の食物繊維の量を参考までにあげておきます。100g中でうどん0・8g、中華麺1・3g、パスタ1・5g、そば2・0gの割合になっています。

さらにランチでは〝ちょい辛〟もポイントのひとつです。にんにくや長ねぎ、たまねぎ、にらなどの野菜の辛味は、腸の動きを活発にして解毒作用もあります。また唐辛子、しょうがなどは血行を促進して身体を温め、腸の働きを活発にしますので、意識して摂ってみてください。中華やエスニック、インド料理には、ソースにこれらの野菜や香辛料が使ってあることが多く〝ちょい辛〟メニューの宝庫です。

ランチでうまく腸寿メニューを選ぶことができなかった場合でも大丈夫。フォローの方法があります。それはりんご1個をプラスして食べること。りんご100gには食物繊維が1・5g（水溶性0・3g／不溶性1・2g）含まれており、手軽に摂ることができるのもおすすめの理由です。

このように外食のランチは、腸寿的には頭の使いどころです。メインのもので失敗したかな？　と思っても副菜やデザートで挽回は可能なのです。

第4章

44

コンビニ食だって腸寿の味方

　仕事が忙しく、ゆっくりランチを取る暇もない、という方も多いと思います。かくいう私も日々、多くの患者さんの診療に当たっているため、お昼休みにも仕事が食い込んでしまうことがしばしば。そして間を空けずに午後の診療という毎日です。ですからお昼はササッと済ます派なのです。

　腸寿の基本は食生活ですが、コンビニだって上手に使えば、腸寿の味方になります。そして最近のコンビニ食はあなどれない、と感じています。食のヘルシー志向も高まっているせいか、どのコンビニでもコンビニメニューにもバリエーションが出てきています。しかし実際には、食べてもいいコンビニ食と、食べてはいけないコンビニ食があります。ここではその基準や注意点などをしっかりとアドバイスしたいと思います。

　コンビニ食は、おにぎりを主軸に考えましょう。最近では、玄米や五穀米などを使用したおにぎりも見受けられますので、選択肢も増えていると思います。そして味噌汁と野菜サラダをひとつ。さらにりんごか、バナナをプラスすれば、立派な腸寿食です。また季節によっては冷や奴などをプラスしたり、多少のバリエーションをつけてみてください。

しかしコンビニ食で問題になるのは、食物繊維の少なさと、使用している油の質に多少の難があるということです。油に関する心配は、炒め物や揚げ物のお弁当を避ければ解消されます。また食物繊維ですが、コンビニに売っている玄米フレークを買ってきて、サラダに足すという方法もあります。そしてドレッシングは使用せずに、オリーブオイルを少々かけて食べれば、かなりのクオリティの腸寿食に近づいていきます。

そこで提案ですが、ぜひ会社のデスクにはコンビニ食を腸寿食に変えるちょい足し食材を常備しておくことをおすすめします。前述したオリーブオイル、玄米フレーク以外にもオリゴ糖は、会社でのティーブレイク時にコーヒー、紅茶、ヨーグルトなど様々なものに足すことができて便利です。またスパイスの一種でもあるシナモンパウダー（スーパーなどで売っています）も常備し、紅茶に入れたり、ヨーグルトに入れるのもおすすめです。シナモンは、代謝や水分バランスを調整する作用があり、体内の余分なものを排出するスパイスでもあるのです。また味にもバリエーションがつくのでおすすめです。

このようにちょっとしたアイディアで、コンビニ食も立派な腸寿食に変えることができます。私が提案したもの以外にもいろいろご自分でアレンジしてみると、案外コンビニ食も楽しくいただけるのではないでしょうか。

第4章

45

食物繊維の摂りすぎは便秘のもと？

　食物繊維が便秘に効果的なのは、みなさんよくご存じだと思います。しかしその食物繊維も摂り方によっては、便秘をさらに悪化させてしまうことは、どうでしょうか。なぜ便秘によいはずの食物繊維が、便秘悪化につながるのでしょう？

　まず食物繊維は2種類あることから説明していきます。それは水溶性食物繊維と不溶性食物繊維です。

　一般にみなさんが食物繊維と認識しているのは、不溶性食物繊維なのです。これは、豆、かぼちゃ、ごぼう、根菜、きのこ、玄米、オートミールなどに多く含まれているものです。読んで字のごとく、水に溶けず、水分を吸収して膨れるので、便のかさを増やし、便秘解消におすすめといわれています。

　しかし不溶性食物繊維が腸の中でうまく働くには水分が必要です。適切な水分を摂らず、大量の不溶性食物繊維を摂ると、便が硬くなってますます便秘が悪化することもあるのです。また腸の働きが低下している慢性の便秘の方の場合、玄米を毎日食べていると消化しづらいため腸が詰まってしまって、ますます腸の状態が悪くなる場合もあるのです。

そして隠れた食物繊維食材といってもいいのが、水溶性食物繊維です。これは水に溶ける性質があり、水分を抱き込んでゲル化させる働きがあります。この働きは簡単に説明すると、腸内で水分を引き込んで、便を軟らかい状態に保つ作用があるのです。食材では、大麦、ライ麦、納豆、わかめやもずくなどの海藻類、果物に多く含まれています。

腸に負担をかけずに食物繊維を摂るには、不溶性食物繊維と水溶性食物繊維をバランスよく摂取することがポイントなのです。私は1日に必要な食物繊維の総量は25ｇを推奨していますが、そのバランスを、不溶性食物繊維2対水溶性食物繊維1の割合に近づけることを心がけてください。多くの人が不溶性食物繊維を多めに摂りがちなので、意識して水溶性食物繊維も摂るようにしてください。

食の知識というのは、この食物繊維のように意外にも思い込みに支配されているケースがあります。正しい食の知識を得ることも食養腸＝腸寿のたしなみといえるのではないでしょうか。

第4章

46

腸寿の敵は牛と豚の赤身肉

私が腸寿食のお手本としている「地中海式食事法」では、肉を食べるのは1ヵ月に数回となっています。

実はここにショッキングな研究結果があります。それは、赤身肉（牛肉と豚肉が対象。鶏肉は除く）は大腸がんのリスクを確実に上げるとされ、大腸がんの最大の危険因子のひとつといわれているのです。

この調査報告書「食物・栄養とがん予防：世界的見地から」は1997年にアメリカがん研究財団が、世界がん研究基金の協力を得てまとめたものです。食事とがんの関係における、科学的にももっとも信頼できる内容です。その一部が改訂された2007年の最新版で報告されていたのが、赤身肉と大腸がんの関係性なのです。

ではなぜ赤身肉が危険なのか？　その理由は次の3つです。

①肉を食べると脂質を多く摂取することになり、これがコレステロールや飽和脂肪酸の摂取量の増大につながる。

②肉を焼くと焦げることもあるが、しっかり火が通された肉を好む人のほうが、大腸がんになりやすい傾向がある。
③赤身肉は他の部位に比べて鉄分が多い。適量の鉄分は身体に必要だが、脂質と一緒の場合、がんの発症のきっかけとなる活性酸素を作り出しやすくなる。

というのが主な理由です。結論として赤身肉は控えるべき、という意見もありますが、長年、日本人の腸を診てきた私の見解では、1週間に1〜2回程度、少しだけ食べるのであれば、あまり問題はないと考えています。

医者の不養生と怒られそうですが、私も人間です。時にはトンカツだって食べます。これもダメ、あれもダメ、と必要以上に我慢することは、逆に食生活にストレスが溜まってしまって、腸によくありません。しかしトンカツを食べるつもりで、店に入って、そこにチキンカツがあったら、じゃあ赤身の豚肉ではなくて、こっちにしてみようかなと考える行為が大事なのです。トンカツを食べたら、しばらく意識して野菜中心にしてみたりと、要はバランスなのです。

しかし腸寿の食生活を続けていくと、自然と身体が腸によいものを求めるようになってきます。その時期がくるのを待つのも腸寿の醍醐味です。

第4章

47

乳酸菌は腸寿のサプリメント

腸内環境を整えることは、腸寿への近道です。腸内の善玉菌を増やし腸内環境を整えることで、排便をスムーズにする効果が発揮されます。

その腸内環境整備の代表格といえば、乳酸菌です。乳酸菌とは乳酸を作る細菌の総称です。よく耳にするビフィズス菌は乳酸菌とは異なります。大部分が人や動物の腸管に生息しています。しかし腸内だけでなく食品や植物中などの自然界にも分布しています。

読者のみなさんは、乳酸菌を含む食品というとヨーグルトがすぐに浮かぶのではないでしょうか。しかし乳酸菌には種類がたくさんあります。ヨーグルトの表示を注意して見ると、乳酸菌シロタ株とか、ＬＧ21乳酸菌、ＬＧＧ乳酸菌などなど。しかしそれ以前に乳酸菌を含む食品には、動物性乳酸菌と植物性乳酸菌の２種類に大きく分けられます。

動物性乳酸菌は、ヨーグルトやチーズなどに代表される発酵乳製品に多く含まれます。また植物性乳酸菌は、漬物、キムチなどが代表的です。これらの食品において乳酸菌は、酸味を主体とした味や香りを与えると同時に、食品のpHを酸性にすることで腐敗菌の増殖を抑えて、長期保存が可能な状態を作ります。

しかし動物性と植物性の乳酸菌の大きな違いは、植物性は大腸まで届くという特徴があることです。腸寿的には、やはり大腸まで届く植物性乳酸菌の食品を多く摂ることがおすすめです。

植物性乳酸菌を含む食品の代表格は、日本の食卓ではお馴染みの存在である、漬物です。朝の食卓には、漬物を1品加えるだけで朝食が腸寿食に早変わりです。またキムチやピクルスも植物性乳酸菌の宝庫です。漬物に関しては、植物性乳酸菌と動物性乳酸菌のコラボレーションもおすすめです。私のおすすめとしては、味噌に無脂肪または低脂肪のヨーグルトを少しずつ合わせてのばし、大根やきゅうり、にんじんなどの野菜を一晩つけるもの。とてもおいしく最高の腸寿漬物になります。もし朝忙しければ、植物性乳酸菌の一種である、ラブレ菌含有飲料水を1本摂るだけでもよいのです。

しかし、伝統食である和食に多く含まれる植物性乳酸菌の存在は、ヨーグルトなどの陰に隠れてなかなかスポットライトが当たらないのが、残念です。植物性乳酸菌を意識して摂取するのが、実は腸寿のコツなのです。

第4章

48 腸寿になる食材の組み合わせはコレだ！

腸の動きを活性化させる食材はいくつかありますが、組み合わせによって、さらに効果が上がるものもあるのです。腸寿を目指すみなさんには、この組み合わせの法則を覚えていただいてメニューのヒントにしていただきたいと思います。

まず食物繊維は、水がポイントです。水溶性食物繊維は、水分がプラスされると、便に水分を保ってくれる作用があります。また不溶性食物繊維は、水分によって便のかさが増え、排便がスムーズになるという利点があります。この組み合わせでおすすめしたいメニューは、野菜スープです。根菜類を中心にスープにすれば一石二鳥。ボリュームもあり、味にもバリエーションがつきやすいので、夕食のメニューにはおすすめです。

そして水溶性食物繊維には緑黄色野菜です。にんじんなどの緑黄色野菜に含まれる亜鉛は、有害ミネラルの吸収を抑え、体外への排出を促します。そこで腸内でゲル化する水溶性食物繊維と合わせて摂ると、便による有害物質の排出がスムーズになります。体内の毒素の75%が便による排泄だと考えると、この働きを使わない手はありません。

さらに食物繊維と相性がいいのは、オリーブオイルです。食物繊維はたっぷり摂取すると便のかさが増すので便秘には欠かせない食材です。そこで小腸を刺激し、腸内の便のすべりをよくするオリーブオイルと一緒に摂ることで、さらに排便がスムーズになります。特に消化に時間がかかる不溶性食物繊維と一緒に摂ることをおすすめします。

そしてビタミンCの多い野菜と果物＋オリーブオイルもアンチエイジングにおすすめの組み合わせです。オリーブオイルはビタミンEを豊富に含む油です。ビタミンCには、酸化したビタミンEの抗酸化作用を元通りにする働きがあるのです。そのためビタミンC＋ビタミンEは、第５章で後述する酸化ストレスから腸を守ってくれる組み合わせなのです。

毎食、こんな組み合わせを考えるのは大変！　という方には、裏ワザをお教えしましょう。例えばにんじん、たまねぎ、かぼちゃなどは、そのままオーブンやフライパンで焼いてしまいましょう。そこに塩、こしょう、オリーブオイルをかけるだけでＯＫ。食物繊維とオリーブオイルの組み合わせが簡単に出来ます。

大切なことなので、何度でも書きますが、腸寿食＝手の込んだ凝った料理ではありません。いろいろな工夫によって、シンプルで時間をかけなくても腸を健康にする料理はたくさんあるのです。それは食品の知識があってこそ。腸寿の人＝食の智恵を持った人といえるのではないでしょうか。

第4章

49

油で腸内環境を整備する

腸寿が食生活と関わりが深いことは、もはやみなさんにもご理解いただけたのではないかと思います。腸内環境を整える食材や、腸の動きを活発にする食材の選び方は、腸寿にとっては必要な知識です。

しかし注意点がひとつあります。それは油です。実は、腸寿の隠れたポイントでもあるのです。私はエクストラバージンオリーブオイルを推奨していますが、油の知識は大変重要です。なぜなら腸によい油、よくない油があるからなのです。

腸によくない油の代表格は、n－6系の脂肪酸（紅花油、ひまわり油、コーン油など）です。これはリノール酸に代表される脂肪酸の総称ですが、リノール酸は、お菓子やマーガリンなどに多く含まれる脂質です。近年、このn－6系の油が体内の代謝の過程で生み出す生理活性物質「プロスタグランジンE2」が、がん化を促進するのではないかと考えられています。

実は、ひと昔前にはリノール酸は、脂質異常症（高脂血症）や動脈硬化の予防によいといわれていたのです。そして１９８０年代にもリノール酸には、コレステロール値を下げる効果やアテローム（血管の内皮にできる脂肪の塊）を予防する作用があることが報告されて注目が集まったのです。しかしその後の研究で、リノール酸は体内に必要不可欠であるものの、悪玉コレステロールを低下させると同時に善玉コレステロールも減らすという弊害があることがわかってきたのです。またリノール酸が、アレルギーや炎症性腸疾患（潰瘍性大腸炎やクローン病など）の引き金になっているという指摘もされています。

腸寿を提案する私としては、リノール酸はなるべく控えることをおすすめします。香りづけなどに使用されるごま油もリノール酸が多いので、使いすぎには注意してください。

それに対してｎ－９系は、健康によい油として注目されていて、代表格はオレイン酸を含むオリーブオイルです。他の油の代わりにオリーブオイルを摂ると、悪玉コレステロールを下げて、善玉コレステロールは下げないといわれています。さらにヤシ油などに含まれる中鎖脂肪酸。これは消化・吸収しやすく、体内に溜まりにくい脂肪酸です。

油は身体に必要な栄養素です。その選び方、使い方によっては腸内環境を整備する働きもあるのです。腸寿の味方にもなる存在ですので賢く摂るように心がけてください。

後述しますが、油の大切さを理解しないまま、油抜きダイエットや低脂肪ダイエットなどは行わないようにして欲しいものです。

第4章

50

毒出しジュースは腸寿の友

私が提案する1週間の腸内リセット（プチ断食・P38〜参照）は、定期的に行うと効果的ではありますが、頻繁にやるような方法ではありませんし、また必要な人、必要でない人がいて個人差もあります。

そこでプチ断食までやらなくても、さらなる健康のために腸内リセットをやりたい！という方には、毒出しジュースをおすすめします。これは日常的に飲んでも大丈夫な、ハーブや香辛料など、腸を健康的に刺激する食材を使って作ります。

基本になるのはペパーミントティーです。ペパーミントの効能は、メントール湿布（P177参照）のところで詳述しますが、お腹のガスを排出する作用があり、防風通聖散《ぼうふうつうしょうさん》という漢方薬の原料にもなっていて、腸を刺激すると同時に、胃を整える働きもあります。そのペパーミントティーに好みでいろいろ加えて毒出しジュースをアレンジすることもできます。

■毒出しジュース基本レシピ

①乾燥のペパーミント茶葉か、ティーバッグで５００㎖程度のハーブティーを作る。
②そこにレモン果汁少々、オリゴ糖（小さじ1～2杯）を加える。
　レモン果汁にあるリモネンやリモノイドという成分が血行をよくして、腸の活動を活発化し、ジュースも飲みやすくなります。またオリゴ糖は腸内細菌のバランスを改善します。

■毒出しジューストッピング
おろししょうが　新陳代謝を活性化して便の排出を促す。
しその葉　胃腸の働きを整える。細かくみじん切りにする。
すりおろしりんご　ペクチンの効果で腸内細菌が善玉優勢になる。
粉寒天　少量混ぜると、胃の中で脂肪を取り込み固まって毒素排出に役立ちます。また胃で膨らむので食事量を減らすのにも効果的です。

　この毒出しジュースの作用はおだやかなので、効き目にも個人差があります。飲み始めたその日から便通が改善する人もいれば、なかなか効果が出ない人もいます。ですので長期戦がおすすめ。朝の1杯の飲み物を毒出しジュースにして毎日飲む習慣をつけると、少しずつ腸の状態も整ってきます。

第4章

51 腸寿をアシストする野菜は赤と緑

野菜中心の食生活は、身体にもよくヘルシーといわれています。そこで消化器系の専門医として、腸寿を助ける野菜は何か？　と聞かれたら、赤と緑の野菜を中心に摂ってくださいと答えます。

まず赤い野菜とは、にんじん、トマト、パプリカなどに代表されますが、ビタミンC・ビタミンE、そしてカロテノイド（色素）などの抗酸化成分が豊富です。特にビタミンCは、腸の蠕動運動を活発にして、便を軟らかくしたり、ストレスを緩和するホルモンを作る材料になったりと、トータルに見て腸全体をケアするといえるのです。またビタミンEやカロテノイドは、体内の活性酸素を除去して、免疫力アップに効果があります。

そして緑の野菜は、ほうれん草、ピーマン、ブロッコリー、小松菜など種類も豊富です。赤い野菜と同様に、ビタミンC・ビタミンE、カロテノイド類などが多く含まれています。また緑の野菜に共通する成分である葉酸は血管を保護する効果もあります。

調理法ですが、ビタミンCを多く含む、ほうれん草、パプリカなどの野菜は熱によってビタミンＣが壊れてしまうので、手早く調理するのがおすすめです。ただ汁ごと食べられるようなメニュー、例えばスープなどは、煮込んでしまってもＯＫです。またビタミンＣは、カルシウムやマグネシウムを多く含む食材と一緒に摂ることで効果もアップします。意外と知られていませんが、ビタミンＣは、人間が強いストレスを受けると大量に消費されてしまいます。ストレスを受けやすい人は、意識して摂ることがおすすめです。

また果物も赤と緑に注目です。やはりビタミンＣを含み、抗酸化作用があります。赤ならいちご、緑ならキウイフルーツはおすすめです。特にいちごは、５粒で１日分のビタミンＣを補ってくれるので、腸寿を目指す人にはおすすめ。腸の抗酸化にも一役買います。

キウイフルーツは、約１／２個（１００ｇ）で１日に必要なビタミンＣの８割程度を摂取できます。さらに抗酸化作用に効果があるというファイトケミカルのクロロフィルを豊富に含んでいます。しかしファイトケミカルは、植物の細胞を壊さないと効率よく摂れないという性質があるため、フルーツ類はミキサーにかけてジュースやソースなどにするのがおすすめです。特にビタミンＣは、朝の摂取が効果的です。野菜・フルーツジュースを朝の習慣にしてみるのも腸寿を目指す方にはおすすめです。

詳しくは第５章で述べますが、これらの野菜は、腸寿の敵でもある腸の酸化ストレスを解消してくれるとても大切な食材です。

第4章

52

腸寿デザートNo.1はりんごに決定

食生活に気を配るのは腸寿の基本ですが、私は食事は楽しく、おいしく、というのも大切な要素だと思っています。いくら腸によい食事であっても味気なかったり、見た目もよくない、そして何より食べる楽しみがなくなるようなことは避けたいと考えています。そこで私は、アルコールやデザートに関してもできる限り工夫して、絶対禁止！　というふうにはしたくないと考えています。

女性はデザートが大好きですし、人によってはストレス解消になる方もいると思います。そこでデザートも食べたいが、腸によいデザートは何ですか？　と聞かれたら迷わず、りんごのデザートにしてください！　と答えます。

りんごは、ペクチンと呼ばれる水溶性食物繊維が豊富に含まれています。また不溶性食物繊維も多く、りんご1個で食物繊維のバランスが取れているのです。そしてりんごのペクチンは、解毒作用もあり腸をキレイにしてくれる働きがあります。さらに他のフルーツに比べカロリーも控えめなのがうれしいところです。

りんごのペクチンは加熱することでパワーアップします。それがりんごのデザートを選ぶポイント！　外で食べるのであれば、アップルパイ、りんごのタルトなどがおすすめです。

家でりんごをデザート感覚で食べるのであれば、焼きりんごがおすすめです。オーブンにまかせっきりの作り方もありますが、鍋やフライパンでも作れます。またりんごの皮にペクチンが多く含まれているので、皮ごと調理したものがおすすめです。

■松生流ホットりんご（簡易版・りんご4個使用）

①りんごの芯を外し、くし形切りにして、三温糖（大さじ4）、スターアニス（2個）、クローブ（2個）と一緒に鍋に入れ10分ほど置いておく。

②りんごから水分が出てきたら弱火にかけ、焦げないように木べらでゆっくり混ぜながら煮る。

③りんごがしっとりしてきたら、皿に盛り、シナモンパウダーをかけて完成。

またランチ選びのフォローでもおすすめしましたが、手をかけなくてもりんご1個をそのまま昼食に加えるだけでも腸にはうれしいデザートです。デザートを楽しむのも腸寿の条件といってもいいと私は考えています。

第4章

53

腸寿的ゴハンのすすめ

腸の健康に欠かせない食物繊維は意識して摂ってください、と繰り返し本書でも述べています。しかしそうはいっても不溶性食物繊維と水溶性食物繊維の2種類があって働きも異なり、食物繊維の総量は1日25gで、さらにその配分が2対1とか、それらを多く含む食物は何と何で……。ということで頭もいっぱい、気持ちもいっぱいで、私には無理！　となってしまう方は多いと思います。

そこで難しいことは全部忘れて、とりあえず食物繊維摂取を増やすために〝ゴハン〟を食べてください。しかし普通の〝ゴハン〟ではありません。腸寿的ゴハンのすすめです。

■白米を使った腸寿的ゴハン

①お米1合に粉寒天を小さじ1／2の割合で調整してください。

②炊飯器にお米と粉寒天を入れ、軽くかき混ぜ、1合分の水加減で炊きます。

【解説】粉寒天で手軽に食物繊維を補えます。

もうひとつのおすすめ腸寿的ゴハンは、発芽大麦入りゴハンです。玄米との大きな違いは、食物繊維のバランスです。100gあたり、不溶性食物繊維3・6g、水溶性食物繊維6・0gで、水溶性食物繊維が優位なので腸に負担をかけません。また小腸の免疫力をアップさせるグルタミンも多く含み、腸寿的にはもっともおすすめです。

米2合に発芽大麦120gを入れて炊くと、おいしい発芽大麦入りゴハンができます。発芽大麦は、水溶性食物繊維を豊富に含んでいますので、粉寒天や発芽大麦で、2種類の食物繊維を上手に食べることができます。

ここで注意したいのは、玄米の使用です。マクロビオティックなどで玄米ごはんを推奨しているため、実践している方も多く見受けられます。しかし腸寿の食生活の観点からいうと、腸の調子が万全でない方や、慢性的な便秘に悩む人には玄米は消化に時間がかかるので、おすすめできません。特に便秘に玄米がいい、と思っている方も多いのですが、大量に摂取すると未消化になります。それが便秘の原因になっている本末転倒なケースも見受けられますので、注意が必要です。

腸寿的ゴハンは、主食で食物繊維を補えますので、あとは副菜で調整するだけで簡単に腸寿メニューが出来上がります。

第4章

54

松生流ファイバーボールのすすめ

腸によい食事を摂る大切さは、よく理解できたけれど、食事のことばかり考えているとなんだかストレスが溜まる、という方は意外に多いようです。また仕事や家事などで忙しく、メニューをいろいろ考えている暇がない、という気持ちもよくわかります。

そこでそんな方を楽にするメニューをひとつお教えいたしましょう。それは松生流ファイバーボールです。おからとツナをメインにした腸寿ミートボールのようなものです。

■松生流ファイバーボール

①フライパンに缶詰のツナ（100g）とおから（100g）、しょうがの絞り汁（大さじ1）を入れ、さらに粉寒天（8g）、水溶き片栗粉、塩、オリーブオイル（各大さじ1）の順に入れる。

②全体に火が通るまで、中火で加熱する。

③②をボウルに移し、粗熱を取ってから練って、丸めてボール状にする。

＊密封容器に入れて、冷蔵すれば3〜4日は持つので、忙しい時期に作り置きをしておくのもおすすめです。

【注意】胃の手術などを行った方は、切除した部分に食物繊維が負担になる場合もあります。このファイバーボールを試す場合は、担当医にきちんと相談してから、取り入れるようにしてください。

このファイバーボールに使われているおからは、大豆製品を作る過程でできる豆乳の絞りかすです。かすといっても栄養的には100g中に約10gの食物繊維を含みます。また腹持ちもよいので満腹感も得られるのです。そして低カロリーです。

そのまま食べてもおいしいのですが、アレンジ方法はいろいろあります。ミートボール風にソースをからめてフライパンで焼く、スープの具に加える、カレーの具材、味噌汁の具にもおすすめです。

おからをメインに、ツナの代わりに加熱したかぼちゃでもおいしくできますし、肉が食べたい方は、鶏肉でもOKです。好みでいろいろ具をアレンジしてください。このレシピを覚えておくと困ったときにとても便利です。ぜひ腸寿生活のヒントにしてみてください。

第4章

55

オリーブオイルは腸寿の救世主

本書では腸にはオリーブオイルがおすすめ、と再三ご説明してきましたが、ここでそのまとめと、オリーブオイルの選び方をご紹介したいと思います。

まずオリーブオイルの主成分はオレイン酸です。このオレイン酸は、一時的に多く摂った場合は小腸で吸収されにくい成分なので、腸壁をゆっくりと刺激することができます。また大腸を刺激し、さらに老廃物と混じって腸管内の便をなめらかにして、排便をスムーズに促す役割があります。

またオリーブオイルを他のオイルと比べた場合ですが、他のオイルは主に小腸で吸収されることが多いので、大腸まで到達するオリーブオイルは、まさに腸内環境を整えるのにはうってつけなのです。

オリーブオイルには、その酸度や味によっていろいろな種類があります。まず一番のおすすめは、エクストラバージンオリーブオイルです。オリーブの果実をそのまま搾ったオイルで、エクストラバージンオリーブオイルはその中でも最高級品になります。風味がよく、そのままでもおいしく食べられますし、どんな料理とも相性がよいのが特徴です。

またエクストラバージンオリーブオイルには、稀少な有機栽培のオリーブの果実をそのまま搾ったものもあります。特に品質に優れているので、さらに安心して料理に取り入れることができます。

食用で使われているオリーブオイルのひとつに、ピュアオリーブオイルがあります。これは主に精製したオリーブオイルとバージンオイルをブレンドしたものです。使用する油の量が多い揚げ物などに適しています。

精製オリーブオイルとは、酸度が３・４％以上であるランパンテバージンオリーブオイルを精製したものです。精製するとポリフェノールなどの身体によい成分も除去されてしまうため使い分けが必要です。

またオイル同様にオリーブの果実も解毒作用があるのでおすすめです。ブラックオリーブやグリーンオリーブのピクルス、オリーブオイル漬けは、缶詰でも市販されていますので、そのまま食べたり、サラダにプラスするのもおすすめです。

腸寿におすすめのオリーブオイルの使い方は、伝統的和食にエクストラバージンオリーブオイルをプラスして、地中海式和食にするのがベスト。キッチンに常備するのは腸寿の常識にしたい習慣ですが、さらに小瓶で職場のデスクにも常備すると、もはや腸寿の鑑《かがみ》ですね。

第4章

56 腸寿のためには牛乳NG!? 豆乳OK!

便秘に効く飲み物は? と尋ねられたら、みなさん真っ先に牛乳をあげるのではないでしょうか? しかしお腹がゴロゴロする、ゆるくなるという声も多いように思います。世界に目を向けてみるとこのように牛乳好きの国民は、意外と珍しいのです。特に牛乳とヨーグルトに関しては、日本人とイギリス人が好んで摂っているようです。アメリカでは肥満が社会問題にもなっていますので、カロリーの高い牛乳は推奨されず、低脂肪の豆乳がすすめられているようです。

牛乳は栄養価が高い飲み物ですが、腸の健康から考えると低脂肪でカロリーが控えめの豆乳のほうがおすすめです。豆乳は、カルシウムとマグネシウムのバランスもよく、マグネシウムは便を軟らかくする作用があります。また必須アミノ酸やオリゴ糖も豊富に含まれているので、腸内環境が整います。さらに豆乳はポリフェノール類の一種であるイソフラボンも多く含むので、ホルモンバランスが崩れがちな女性には特に積極的に摂っていただきたいと思います。

豆乳は一見、牛乳のようですが大豆を主原料にした食品です。大豆を水に浸してすり潰して、そこに水を加えて煮詰めた汁を漉したものです。豆乳には、大豆の汁を漉しただけの「無調整豆乳」と飲みやすいように調味料を加えた「調整豆乳」があります。腸の健康を考えると「無調整豆乳」がおすすめですが、苦手な人も多いので、オリゴ糖などをプラスして自分で味を調整をして飲むのもおすすめです。

そこで簡単な豆乳レシピを紹介しましょう。

■腸寿豆乳チャイ

①豆乳100㎖、水80㎖、紅茶の葉小さじ1強、しょうがの薄切り1〜2枚、シナモンパウダー小さじ1／5を用意します。

②小鍋に水を入れて沸かし、紅茶の葉としょうがを入れて4〜5分弱火にかけます。このとき焦がさないように注意してください。

③②に豆乳を加え、吹きこぼれないように温め、茶漉しで漉して、器に注ぎ、シナモンパウダーをふりかけます。

身体が冷えるとき、寒い日には腸をケアする飲み物としておすすめです。

第4章

57

近頃ブーム再燃！センナ茶、アロエ茶に要注意！

食品やダイエットには流行があります。そして腸はその流行に左右されやすい境遇にある臓器なのです。そのような流行に腸は翻弄されるのですが、最近は、健康茶ブームが腸の健康を脅かしていると私は考えています。

ここ最近は「やせるお茶」や「宿便をすっきり出すお茶」のブームの一環で、アロエ茶、センナ茶が高い人気を得ているようです。これは非常に危険なブームです。これらのお茶は、大腸を刺激するタイプの下剤に含まれている成分、アロエ、大黄、センナと同じ成分が入っているものなのです。ですから健康によい、腸によいと思って飲んでいても、結果的に下剤依存と同じ状況に陥り、腸壁が真っ黒になってしまうのです！　お茶を飲んでいる量や頻度によっては、下剤よりもひどい状況に陥るケースがあるかもしれません。

また複数の成分がブレンドされたお茶を飲む場合も、その成分をきちんとチェックしてください。お腹によいもの、悪いもの、どちらも入っている場合があるからです。〝健康によい〟という謳い文句を過信しないようにしていただきたいと思っています。

特に健康志向の方は、漢方という言葉に弱いのか、漢方成分という注釈がつくと、すべて健康によいと思ってしまう傾向があるようです。しかし繰り返しいいますが、いくら漢方薬であってもアロエ、大黄、センナは腸の不調の原因になります。くれぐれも注意してください。

最近は薬の規制緩和の影響で、インターネットの通信販売で市販薬が買える世の中になりました。近くに薬局がない方、身体の不調で薬を買いに外に出るのが難しい方など、インターネットでの薬の販売で便利になる方も多いかと思います。

しかし一方、薬の大量購入も可能になります。私のクリニックにもひどい便秘に悩み、1日50錠などという、下剤の大量服用をされる方がいます。薬局の対面販売では、大量購入はありえないかと思いますが、インターネット通販では可能です。そうしてますます症状が悪化してしまうのが、とても心配です。知識がないまま安全と思い、下剤の代わりに漢方薬を入手して服用するケースもこれからさらに増えていくと考えられます。

インターネットでの薬の購入は、特別な事情がない限り、避けていただきたいと思います。薬は、薬局の対面販売で購入し、その際にきちんと自分の症状を相談し、薬剤師の指導やアドバイスを聞きながら、適正な種類のものを適正な量で入手するのが、腸寿にとってとても大切なことであると私は考えます。

第4章

58 腸寿をサポートするお酒の飲み方

ここでは腸寿とアルコールの関係について考えてみたいと思います。まずアルコールは、肝臓にダメージを与え、同時に消化器系にも様々な影響をもたらします。

例えば、お酒を飲みすぎますと、胃が荒れ、時には胃壁が壊れ吐血することもあります。また飲酒後に強く嘔吐したりすると、「マロリーワイス症候群」という食道と胃の境目の亀裂から出血することがあります。またアルコールは、口腔がん、咽頭がん、食道がんのリスクも高めます。

アルコールは胃と小腸から吸収され、肝臓で代謝・分解されてアセトアルデヒドになり、最終的に解毒され、水と炭酸ガスになります。また腸の健康を中心に考えると、この中間物質であるアセトアルデヒドが、腸壁を刺激したり、細胞を傷つけることで、がんの発生率を高めるといわれています。最近はほとんどの研究によってアルコールは、大腸がんの危険因子という結果が出ています。

しかしそうはいっても、おつきあいや食事の楽しみの一部としてお酒を楽しむことまで諦めなくてはいけないのでしょうか。答えはＮＯです。お酒は適量であれば、心身をリラックスさせる効果もあるので、上手に飲めば腸寿の友になりえる存在です。

腸寿的には、お酒の量と種類に注意を払って欲しいと思います。例えば、ワインは、身体を温める作用に優れているといわれ、特に赤ワインはポリフェノールがたっぷりと含まれていて、様々な病気の原因になる活性酸素の中和に優れた役割を発揮します。また活性酸素が原因で起こる動脈硬化、脳血栓、心臓病の予防のほか、がん予防にも期待が持たれています。また最近では、適量の赤ワインを飲んでいる人はアルツハイマー病の発症率が低いという報告もあります。しかしワインの適量はグラス１杯（１２５㎖）と意識することが、腸寿の大前提になります。

お酒は、くれぐれも適量を守って飲むようにしてください。アルコールの１日の適量の目安は、ビール５００㎖（中瓶１本）、日本酒１８０㎖（１合）、焼酎１１０㎖（25度のもの）を目安にしてください。またアルコール度数と比例して発がん率がアップするというデータもありますので、注意してください。

第4章

59 健康志向のヨーグルトにもリスクがある!?

腸の健康によい食品は？　と尋ねられたら、ヨーグルトをあげる方は多いのではないでしょうか。最近ではヨーグルトも細分化されていて〝善玉菌を増やして悪玉菌を抑制〟とか〝脂肪に働きかけてダイエット効果あり〟とか〝ピロリ菌を抑える〟とか〝風邪やインフルエンザ予防におすすめ〟のものまで発売されています。要するにヨーグルトに健康機能をプラスして販売している現状なのです。

そこでヨーグルトの歴史を少し紐解きますと、日本に乳製品が入ってきたのは、明治以降になります。そしてヨーグルトは、フランスから輸入され、１９０８年に作られたのが最初です。しかもそれは医療の現場で作られ、糖尿病の治療に使用して効果を挙げたといわれています。

そして一般の消費者向けに発売されたのは、１９４９年に明治乳業（当時）がヨーグルトの製造販売を行って以降になります。しかし当時のヨーグルトは甘味料と香料を加えて、寒天やゼラチンで固めた、日本独特のハードヨーグルトというものでした。

その後、現在食べられているヨーグルトが出現したのは、１９７０年。大阪万博のブルガリア館に本場のプレーンヨーグルトが展示されたことがきっかけです。これを受けて食品会社が乳酸菌の一種であるブルガリア菌を使用してプレーンヨーグルトを発売しています。

それから40年以上がたって、現在ヨーグルトは、多種多様。健康市場で注目されている存在にもなりました。中でもお腹の調子の改善によい、というイメージはかなり大きいのではないかと思います。

しかし実はヨーグルトなどの動物性乳酸菌は、生きては腸まで届きにくいのです。ですから嗜好品として、おいしく食べるのはよいのですが、必ずしもヨーグルト＝腸の調子を整える、とまではいかないことがあるのです。

そして注意したいのは、ヨーグルトの摂りすぎは高脂肪摂取につながるということです。ヨーグルトは、一見、ヘルシーに見えますがメタボ傾向の人は要注意です。毎日、朝晩食べている方も多く見受けられるのですが、脂肪の摂りすぎになる危険性があります。ヨーグルトを選ぶ際は、無脂肪や低脂肪のものをチョイスして、食べすぎに注意しましょう。１日小カップ1個くらいが目安ではないでしょうか。とにかく、ヨーグルトの健康機能・健康神話を過信するのは考えものです。

流行に左右されないのも賢い腸寿の選択ではないでしょうか。

第4章

60

ミネラルウォーター1日1・7ℓで、腸寿をサポート

夏になると便秘がひどくなる、という方が意外に多いのをご存じですか？　暑い日には発汗が多くなり、身体から水分が奪われがちです。そうなると、本来便のほうにまわる水分も減ってしまうため、便が硬くなる「硬便」が多くなるのです。硬便は、もちろん便秘の原因のひとつです。また夏でなくても日常的に硬便の人は少なくありません。

では硬便とはどんな状態を指すのでしょうか？　まず便は、うさぎの糞のようにコロコロしている状態です。そして腸内環境は、ガスが溜まりお腹が張って苦しいという自覚があると思います。これらは水分不足が大きな原因で起こります。

このように水分量と便の硬さ、排便のスムーズさは密接に関係しているのです。水には、便の材料である腸内の食物繊維を軟らかくする働きがあります。便が軟らかくなると排便もスムーズに行われます。

そこで1日1〜1・7ℓの水を摂るのがおすすめです。通常は1・5ℓといわれていますが、腸の健康を考えると少し多めに摂ったほうがいいと思います。その水分のうち、一体ど

れくらいが、大腸に届くかというと、なんとわずか１００㎖以下！　飲んだ水の９割ほどは、小腸で吸収されてしまうため、大腸に届いて便に含まれる水分は、とても少ないのです。ですから意識して水を多めに摂ることをおすすめします。

女性の方でむくみが気になるといって、水分を控えている方がいますが、ご自分の便の様子をチェックしてみて、硬便であるようならば、水分を多めに摂るほうが、腸の健康、ひいては全身の健康にもよいと思います。

また水分だけにこだわって、油を控えすぎると便のすべりが悪くなって排便がスムーズにいかないことがあります。水分を十分に摂っていても硬便の方は食生活を見直すことが必要です。

私はミネラルウォーターの銘柄にはこだわっていません。自分の好きな味のものをチョイスしてＯＫです。ミネラルウォーターの銘柄や成分、産地にこだわるよりも水分をしっかり摂る、ということを習慣化するほうが大切です。それでも何かおすすめの水は？　と聞かれたらコントレックスに代表されるミネラル分が多い硬水がよいでしょう。ただ体質によって硬水でお腹がゆるくなる人もいますので、自分の腸とよく相談して決めてください。

水は、大腸を上手に動かすにはとても大切な存在。もちろん腸寿の友でもあります。

第4章

61 月経前症候群（PMS）を食事で解決する

意外に知られていませんが、女性と男性では腸の働きに違いがあります。

女性は男性に比べて便秘になりやすい傾向がありますが、それは女性ホルモンの影響が大きいといわれています。女性は、月経が近くなると、黄体ホルモンの分泌量が増えて、しばしば月経前症候群（ＰＭＳ）になることがあります。これは、ホルモンが自律神経に作用して、頭痛や腰痛、便秘などの症状を引き起こすのです。かなり個人差があり、関節痛や悪《お》心《しん》、肩こり、手足の冷えなどの身体の不調を筆頭に、イライラや気力の低下、眠くなる、食欲が異常にわく、気持ちが落ち込むなどの精神面にも影響がある方も多いようです。

特にＰＭＳの便秘に関しては、黄体ホルモンが腸管の平滑筋の運動を抑える働きがあるため、腸の動きを鈍らせてしまい便を押し出す力が弱まるのです。また黄体ホルモンは、水分や塩分を身体に溜め込むように指令を出すため、腸からいつもより多めに水分を吸収してしまいます。その結果、便が硬くなり、さらに排便が困難になりやすいのです。

ただＰＭＳやそれに伴う便秘症状は、食事や生活習慣のセルフケアによって軽減することは可能です。

まず食事面ですが、水分はいつもより多めを心がけましょう。そして塩分を抑えて、カルシウムやマグネシウムを豊富に含む食材を積極的に摂りましょう。

参考のためにカルシウムとマグネシウムのバランスのよい食材をあげておきましょう。

まず、ごま。ごまはカルシウムとマグネシウムのバランスがよい食材の代表格です。ごはんにパラパラッと足してもよいですし、松生クリニック特製便秘対策朝ジュースに混ぜてもＯＫです。スープに入れてもいいですね。さらに貝類にもカルシウムやマグネシウムが多く含まれているので、おすすめです。特にレモン汁などビタミンＣと一緒に摂ると吸収率がアップ。またしらすにはビタミンＤも含まれ、効率的なカルシウムとマグネシウムの吸収が可能です。さらに大豆製品の中でも特に豆腐にはにがり成分であるマグネシウムが豊富です。

マグネシウムとカルシウムの食べ方のポイントはバランスです。そのバランスが悪いと身体に影響があることがわかっています。特にカルシウムを摂りすぎると、マグネシウムが体外に排出されやすくなるので注意してください。また吸収率を考えるならビタミンＣやビタミンＤを含んだ食品と一緒に摂るのがおすすめです。

ＰＭＳや体調を見極めて食生活を改善するのも、女性の腸寿の秘訣です。

第4章

62 マクロビオティックの食生活で注意すること

最近、自然食ブームや、健康志向の方の間で、マクロビオティックという食生活を取り入れている方も増えているようです。また日本では美容やダイエットのために活用する方も若い女性を中心に多いようです。

マクロビオティックとは「陰陽の原理を取り入れた自然食中心の食生活に基づく長寿法の一種」(三省堂デイリー新語辞典より)とされています。マクロビオティックの語源は「マクロビオス(大いなる生命)」で、玄米などを主食として、野菜や海藻などを副食とする食事法を実践しながら、食事による健康維持、体質改善や治療などを目指すものです。その食生活は、症状・体質・目的などによって異なり、さらに細かく食品の摂取量、製法などまで決められています。ここではその詳細は省きますが、大雑把にいうと穀類や野菜を中心にした低脂肪の食事という特徴があります。

このマクロビオティックは、アーティストのマドンナや俳優のトム・クルーズといった世界のセレブと呼ばれるような人たちが取り入れていることもあり、話題になることも多いようです。しかし私は消化器系の専門医ですから、腸寿の面からこのマクロビオティックを見てみると、気になる点がひとつあります。

問題なのは玄米食です。慢性的な便秘に悩む女性の患者さんが、私のクリニックを受診しました。そして大腸内視鏡検査を行ったところ、驚いたことにこの方の上行結腸には、未消化の玄米が溜まっていたのです！　話を聞いてみますと、便秘に悩みダイエットに関心の高い彼女は、３度の食事をすべて玄米食にするマクロビオティックを実践していました。マクロビオティックでは未精製の穀物の中でも、特に玄米を摂ることを推奨しているのです。しかし玄米は消化に時間がかかり、悪くすれば未消化になるケースもあります。健康な人にとっては排便の助けになるのですが、腸の状態が万全でない便秘に悩む人にとっては、逆に悪化する場合もあるのです。

つまり玄米とは「摂れば誰にでも健康によい」というものではなく、「自分の体調や体質を見極めてから取り入れる食材」なのです。

玄米を食べるとお腹が張るという自覚のある方、慢性の便秘の方は、ある程度腸の状態を確認してから少しずつ玄米を食べることをおすすめします。

また健康によいといわれる食事法や食品も万能ではありません。あまり過信せずに自分の腸の状態と相談するのが、腸寿の秘訣です。

第4章

63

少食・欠食ダイエットは腸寿の敵

便秘になるダイエットは間違っている、と消化器系の専門医である私は確信しています。しかし最近、少食・欠食ダイエットが流行っていることが気になっています。いろいろな方々が、その有効性を本に書かれたり、個人的な成功談が語られたりしています。しかしダイエット方法というのは、その時々の流行であり、周期的にいろいろな方法が発表されるものの、以前流行ったダイエットのアレンジであったり、または名称を変えただけのものであったりするのです。

最近流行っている少食・欠食ダイエットは、結局は「食べないダイエット」です。

消化器系の専門医である私からいわせてもらえば、朝食を食べないだけでも大問題なのです。というのも排便に必要な大蠕動は、朝が一番強く、それは朝食を摂ることによって起こるからです。つまり排便に関するもっとも重要な働きを自ら放棄しているようなものだからです。

また少食・欠食により食べるものの全体量が減るため、便の量も少なくなり、排便の回数ももちろん減ります。また食事から摂取する水分量も同時に減るため、便は硬くなり、排泄されにくくなっていきます。そうなると腸の悪循環が起こります。

栄養摂取の面からいえば、朝食を摂らなくても、昼食と夕食を摂り、トータルで必要なものを補えばよい、という考え方もわからなくはありません。しかしそれは体内リズム、もっといえば、腸リズムに反した考え方なのです。第1章で詳述したように、腸リズムに合わせて生活することは、腸の働きを最大限に生かすことです。さらにそれは身体が本来持っている機能を最大限に生かすことに繋がっているのです。私はそれが「健康」というものだと思っていますが、意外にもそのような考え方をする人は少ないという印象を持っています。

私のクリニックの便秘外来を訪れる患者さんの生活習慣を調査してみたところ、1日の食事回数が少ない人が多く見られました。食事が1日2回以下の人が40％を上回り、中でも朝食抜きの人が大変多いという結果に驚かされました。

腸リズムに合わせて食事は1日3回。朝は生活パターンに合わせて軽め、もしくはややしっかりめ、昼はしっかり、夜は軽めにがポイントです。実は、このような簡単なことを実践するだけで体調は整っていき、体調が整えば、余計な体重は自然と落ちていきます。むしろ流行のダイエットの繰り返しによりやせにくい体質を作ってしまうことは、腸寿の敵であると私は感じています。

第4章

64

脂肪抜きダイエットも腸寿の敵

多くのダイエットが便秘を引き起こし、腸の不調の要因になっています。消化器系の専門医である私にも、ダイエットに関する正しい知識や、流行の傾向を知っておかねば、という使命感のようなものが芽生えています。

そこで「脂肪抜きダイエット」に関しても私の見解を述べておこうと思います。

脂肪を摂りすぎると、肥満や糖尿病、高脂血症といった生活習慣病の原因になります。このようにいうと「脂肪は悪いもの」と考えてしまいがちですが、本来脂肪は、身体になくてはならない栄養素です。人間が身体を動かすのに必要なエネルギーとして、糖質とタンパク質が1gで4kcalを生み出すのに対し、脂肪はなんと1gで9kcalも生み出すのです。これは大変効率のいいエネルギー源といえます。

そこで「脂肪抜きダイエット」「低脂肪ダイエット」といわれるダイエットですが、まず脂肪が足りないことによって、体力が落ちて疲れが溜まりやすくなります、また肌荒れや骨密度の低下まで招いてしまうのです。骨密度の低下の影響を考えますと、女性は閉経によって骨密度が低くなる傾向があります。ですから40代後半から50代の女性に関しては、「脂肪抜きダイエット」「低脂肪ダイエット」はおすすめできません。ただでさえ骨密度が低くなる時期に、追い討ちをかけるような行為です。腸の不調だけでなく、全身の不調にまで発展する危険性があるので、注意してください。また肌荒れも女性にとっては避けたいことでしょう。

さらに脂肪は細胞や血管を作る材料になるほか、ビタミンAやビタミンEなどの脂溶性ビタミンの吸収を助ける働きもあるのです。特にビタミンEは、身体の中の活性酸素を抑える抗酸化成分としてアンチエイジングには関係の深い成分でもあります。そのような大切な成分が吸収しづらくなるというのは、考えものです。

悪者のようにいわれている脂肪ですが、実は腸の働きを逆手にとって、ダイエットに応用することもできるのです。食物繊維は、小腸で油を抑制し、油と一緒に食べると腸管内で油が吸収されにくくなり、身体に脂肪が溜まりにくくなります。また食物繊維も油も消化のスピードが緩やかなので、相乗効果で腹持ちがよくなるという利点もあるのです。ダイエットをしている方は、食物繊維＋油の効用をぜひ参考にし、食べ過ぎなどを防ぐ方法として試してみてください。

脂肪を抜いた間違ったダイエットをするのではなく、腸に関する知識を駆使して上手に脂肪を摂ることだってできるのです。

第4章

65

炭水化物抜きダイエットは、腸寿のリスクファクター

ダイエットは腸寿の敵、と再三ご説明してきましたが、読者の中にはメタボリックシンドロームや健康・美容のために、よいダイエット法はないものか？　と思っている方は多いと思います。実は、間違ったダイエットをしないのが、腸寿の秘訣なのですが、中には流行のダイエットを試して、腸の不調を訴える方が多いのが現状です。

また体重減少という結果は出せても、腸の健康を考えた場合、おすすめできないダイエットがあるのも事実です。その代表格としてあげたいのが、炭水化物抜きダイエットです。これは内臓脂肪の多い男性に成功者が多いのが特徴のようで、メタボリックシンドロームの救世主のようにもいわれています。

炭水化物抜きダイエットは、ローカーボダイエット、低糖質ダイエットとも呼ばれ、炭水化物の量を制限し、肉や魚は食べてよいとされています。確かに食べないダイエットに比べれば続けやすいという点で、根強い人気のあるダイエットともいえます。

しかし炭水化物抜きダイエットを長期間続けると、心筋梗塞《こうそく》や脳卒中の発症率が高まると

の報告があります。これはハーバード大学などのグループが英国医学誌「ブリティッシュ・メディカル・ジャーナル」に発表しています。要するに炭水化物抜きダイエットは、高タンパクになるリスクが高いのです。その高タンパクから心筋梗塞、脳卒中の発症率が高まってしまうのです。その発症の危険性が、炭水化物を摂取しているグループよりも最大１・６倍になっているという結果がこの報告で発表されています。

そして炭水化物、つまり糖質を摂らない食生活は、食べないダイエットと同様に、炭水化物を分解して得られるグルコースという筋肉を動かすために必要な物質を使わなくなる傾向にあります。つまりやせにくい体質に変化する可能性もあるのです。これでは本末転倒なのではないでしょうか。

消化器系の専門医である私が、この炭水化物抜きダイエットで気になるのは、炭水化物の摂取を控えると、食物繊維が不足しがちになり、便秘の症状が起こりやすいということです。そしてもともと便秘気味だった方は、ますます症状が悪化し、下剤依存になる危険性も孕んでいます。ダイエットでそんな悪循環に陥る方は、臨床の現場では少なくないと感じています。

私の結論として、腸の働きが低下し、便秘になってしまうダイエットは間違っています。自分の腸とよく相談してダイエットの継続を見直していただきたいと思います。

第4章

66

地中海式和食が腸寿ダイエットにおすすめ

「便秘になるダイエットは間違っている」とか「ダイエットは腸寿の敵」と、ダイエットに関して私の意見を述べてきましたが、「じゃあダイエットは諦めなくてはいけないのですか?」というと、そうではありません。腸寿の視点から見ても、肥満は大腸がんのリスクファクターのひとつです。

そこで私が提案したいのは「地中海式和食」です。これは私のオリジナルですが、1960年代頃のアメリカの医学者であるアンセル・キースによって提唱された「地中海式ダイエット(地中海型食事)」を現代の日本人のためにアレンジしたものです。

そもそも「地中海型食事」とはどのようなものなのでしょうか。簡単にいうとエクストラバージンオリーブオイルを中心として肉類を最低限に抑える一方で、魚(特に青魚)を毎日摂取します。またパン、パスタ、米、クスクスなどの穀類やじゃがいもも食べます。そして野菜、豆類、ナッツ類、果物も積極的に摂ります。もちろんナチュラルチーズもOKという食事法です。

この食事法は、1993年に米ハーバード大学公衆衛生大学院のウォルター・ウィレットによる「地中海型食生活は予防医学のモデルケースである」という論文でも発表され注目を集めました。予防医学のモデルケースとは、ようするに病気を防ぎ、健康によい食事という意味ですね。

この食事法を見て、和食に似ているな、と思いませんか？　地中海型食事と和食の共通点は「海の恵み」と「豊富な食物繊維」です。魚や野菜中心の和食もバランスのよい食事法といえますが、足りない部分がひとつあります。それは良質の脂質です。地中海型食事の特徴ともいえるのが、この良質の脂質、つまりオリーブオイルなのです。

オリーブオイルと和食の融合が、腸寿を考えたうえで、理想的だと考えた私は、和食にオリーブオイルというメニューをいろいろ考案しました。本書にもいくつか紹介していますが、腸の環境を整えることで、実は自然と体重は落ちていくものなのです。それは私のクリニックの便秘外来を訪れる患者さんたちが、便秘の治療のために食生活や生活習慣を改善していくうちに、体重が減っていくケースが多く見られるからです。もちろん一朝一夕ではやせませんし、腸の状態もすぐにはよくなりません。しかし少なくとも半年から1年のスパンで考えた場合、腸内の改善と体重減少は少なからず関連性はあるのです。

腸寿のベースを作る食生活、松生流「地中海式和食」を、ぜひみなさん取り入れてみてください。

第4章

67

オリーブオイル活用法

腸寿には欠かせないオリーブオイルですが、イタリアンのイメージが強く、自分の作る料理のレシピに合わないのでは？　という声も聞かれます。しかしそんな思い込みはもったいない！　腸によいオリーブオイルはぜひみなさんにもっと積極的に摂って欲しいと思っています。

そこで、提案したいのが大さじ1杯のオリーブオイルのちょい足しです。エクストラバージンオリーブオイルは、そのまま飲んでも大丈夫なほど、風味がありおいしいオイルです。ここではオリーブオイルを、いつものメニューにちょっと足していただくアイディアを紹介したいと思います。

例えば、味噌汁。これはどんな具でも意外に合うのでおすすめです。特に具だくさんの味噌汁にはよく合います。さらに湯豆腐。湯豆腐に鰹節としょうゆをかけ、最後にオリーブオイルをかけます。このような和食にもオリーブオイルは、意外なほど合います。

そして納豆にもおすすめです。納豆1パックにティースプーン3杯ほど入れても大丈夫。

納豆＋オリーブオイルは、ごはんに限らず、うどんやそばにも合いますので、積極的にアレンジしてみてください。

そして洋風、中華風のスープにももちろん合います。食べる前に大さじ1杯をちょい足ししてみてください。スープは市販のお湯で溶くタイプでも試してみてください。さらにいいますと、カップ麺にちょい足しもおすすめです。特にカレー味のカップ麺にはよく合いますし、カレー＋オリーブオイルで、腸にはとてもよい食事に変わっていくのもポイント。またカップ麺には、しょうが＋オリーブオイルをちょい足しするのもおいしいですよ。

さらに市販の野菜ジュース、フルーツジュースへのちょい足しもおすすめです。ちょっとした工夫でいろいろなレシピ創作が可能なのです。

この4章で紹介した腸寿レシピやアイディアは、とてもシンプルなものが中心です。腸寿の食事は、そんなに立派なメニューを毎食そろえる必要はない、と私は考えています。食事は毎日のことですからそこでつまずいてしまっては、元も子もありません。食事がいいかげんになるよりは、簡単でおいしくて、腸によいのが理想です。例えば週末の時間があるときには、ちょっと手の込んだ料理を作ればよいと思います。また作り置きをすることもおすすめですね。時間がなくても頭を使って、市販品、レトルト、コンビニ食などを腸寿食に変身させればいいのです。それが賢い腸寿の秘訣ではないでしょうか。

第4章

68

大流行の「酵素パワー」のウソ

最近流行の健康習慣に「酵素」があります。

みなさんはグリーンスムージーをご存じですか？　バナナやりんごなどの果物に、小松菜やゴーヤなど緑の野菜を加えてミキサーでジュースにしたものです。いろいろなアレンジやレシピ本なども発売され、若い女性や主婦の方の間で大人気の健康習慣です。

タレントさんや美容セレブといわれている方たちが「生の素材を使っているから、酵素をまるごと摂れるんです」とか「生きた酵素が腸に届くから便秘も改善しました」とか「毎朝の習慣にしています」などといって、広まったようです。

そのほかにも「酵素」とネーミングされた健康食品は続々と発売され、酵素ジュース、酵素ドリンク、酵素サプリなどなど、大ブームになっています。

この、生のままで野菜を摂るというのは、数年前に流行った食材に火を通さずに食べる「ローフード」の流れを汲むものだと思います。しかしそもそも酵素は植物のみならず、肉や魚の細胞内にもあるタンパク質の一種です。また酵素はその働きと仕事内容が決まっていて、消化を助けるのが消化酵素、筋肉を動かすのが代謝酵素です。酵素というのは、決まった仕事以外の働きはしないのです。

酵素ジュースや生食健康法は「身体の中の酵素が不足するから、肌荒れや疲れなどの不調をきたす。それを野菜や果物（植物）から補いましょう」という論拠のようです。

植物の酵素は、おそらく何千種類もあると思います。このひとつひとつが、人間の身体にどのように作用するかは、今の時点ですべてが証明されてはいないのです。そもそもいろいろな働きを持つものを、「酵素」という名称でひとくくりにすることに無理があります。

多くの酵素関連商品は、そのあたりを曖昧にして健康によい、と謳っているのです。

しかしまったく意味がないか、といわれるとそんなことはありません。たとえば、大根のジアスターゼは消化を助けることなどで私たちにとって、必要なものであるからです。その植物の成分や酵素などを混同していることが問題なのです。野菜や果物をたっぷり摂ることは賛成です。それは腸にもよい習慣です。しかし読者のみなさんには、根拠のない健康ブームやダイエット方法に踊らされないように注意して欲しいと思います。

正しい健康知識を得ることは、腸寿の必要最低条件なのです！

第4章

69

バナナでお肌のアンチエイジング！

松生クリニック特製便秘対策朝ジュース（P108〜参照）でも紹介していますが、ここではバナナについてお話をしたいと思います。

お腹の調子が改善されるということで、私は便秘対策ジュースのメイン食材としてバナナを選んでいます。バナナには、人間の身体のエネルギー源になる糖分をはじめ、マグネシウム、カリウムといったミネラル類、ビタミンB群、ビタミンE、葉酸、アミノ酸の一種であるトリプトファン、食物繊維などの諸成分が含有されています。

腸内環境を整えるという面でバナナを捉えると、マグネシウムが腸管に働きかけて便を軟らかくして、排便をスムーズにすることを助けます。また100g中に1・1g含有されている食物繊維は、便のもとになります。

しかしバナナの栄養素を別の側面から見てみると、バナナの栄養素は皮膚と腸に影響を与えることがわかってきました。私が30〜49歳の女性21人で調査を行った結果、バナナを1日2本、毎日4週間摂取することで、皮膚の水分、脂分、弾力などが優位に改善することが判明したのです。つまり腸内環境がよくなると、皮膚の水分量が増加し、見た目の老化予防もできるという結果が導き出されたのです。

さらに詳しく述べますと、バナナ摂取後には、排便の状況が改善し、それとともに皮膚の明るさ、水分、脂分、弾力などの項目が優位に改善。特に、水分に関しては、バナナ摂取開始2週間後と比較して、4週間後には水分が増加しました。また摂取中止2週間後には水分が減少するという結果が出ました。バナナによって腸の「内臓感覚」が改善し、それとともに皮膚感覚も改善したといえる結果になりました。

そこでバナナの力をパワーアップする簡単レシピを紹介。朝食にもおすすめです。

■フルーツのオイルマリネ

【材料】バナナ1本・キウイフルーツ1個・レモン1／2個・エクストラバージンオリーブオイル小さじ1／2・はちみつ大さじ1

【作り方】バナナとキウイフルーツは、それぞれ皮をむいて食べやすい大きさに切ってボウルに入れる。そこにレモンを絞り、オリーブオイルとはちみつを加える。

【ポイント】オリーブオイルの持つ苦みとはちみつの甘みがブレンドされたビタースイートな味で、ヘルシーデザートとしてもおすすめです。

第5章　腸寿の敵を知る

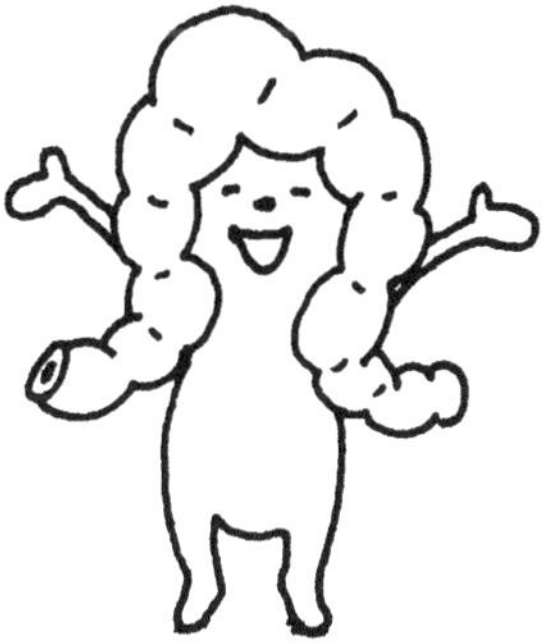

第5章

70

腸寿の敵1　便秘

「腸の健康＝腸寿」を脅かすものの筆頭としてあげられるのが便秘です。私のクリニックには便秘外来がありますが、新幹線や飛行機を使って、遠くから通ってこられる患者さんもいて、便秘の悩みの深刻さを感じてしまいます。

実は便秘の定義というのはないのです。消化器病専門医の共通概念として、2～3日に1回排便があって症状がなければ、便秘とは言わないとされています。しかし、排便がないことによって、不快な症状があれば便秘といってよいのです。2010年の国民生活基礎調査では、人口1000人当たり、女性で50・6人、男性で24・7人の人が「便秘である」と回答しています。1998年の同じ調査では、女性46・7人、男性18・6人でしたから、ここでも腸の健康が損なわれていると考えられます。単純計算でおよそ500万の日本人が便秘という計算になります。これは大変な数値ですね。

便秘は、女性ホルモンや筋肉量の関係で女性のほうがなりやすい傾向にあります。食品メーカーのカゴメ株式会社が行った「現代女性の腸内環境に関するアンケート」では、便通の頻度を尋ねた質問で、2〜3日に1回という軽症の便秘の人が29・6%、4〜6日に1回の人が8・5%、7日に1回未満が0・7%という数値が出ました。しかし2〜3日に1回の中には下剤を使用している人も含まれるので、実際には女性の約2割がひどい便秘に悩んでいるといえるのです。

一般には知られていませんが、便秘には2種類あります。ひとつは症候性便秘といわれる、病気があってそれが原因となって起こるもので、大腸ポリープ、またはがんなどによって便秘が起こるケースです。

そしてもうひとつは、常習性便秘。これが一般に便秘と呼ばれるものです。私のクリニックを受診される方は、ほとんどがこのケースです。これは腸の機能が低下して起こるものです。この常習性便秘ですが、誰しも最初は軽い便秘から始まります。最初から下剤が必要なほど、ひどい便秘になる人はいません。その軽い便秘からさまざまな要因で、改善されずに重症化していくのです。その要因は、我慢、生活の乱れ、食生活、運動不足、ストレスなどで、それらが積み重なり、腸の機能が低下して重症化するのです。

私の臨床の実例では、ひどい便秘の場合、腸内環境の改善は、半年から1年はかかります。便秘で悩んでいる方は、本書を参考に腸の健康によい習慣を今すぐに、始めて欲しいと思います。

第5章

71

腸寿の敵2　下剤

よく「便秘くらいで病院に行ってもいいのですか?」とか、「どのくらいの症状で行ったらよいのですか?」という質問を受けます。その時の目安として、私は、下剤依存になっている方は、すぐに受診して欲しい、と答えています。

下剤依存とは、市販の下剤の規定量を超えて常用しているケースです。例えば、規定の2錠、3錠などを守って服用し、排便を行っている方はまだ大丈夫です。問題なのは、規定量では排便できず、1回に10錠、20錠、そして50錠とどんどん量が増えていくケースなのです。こうなると腸は自力で排便できなくなっています。また下剤を多めに飲んで排便はあるものの下痢になることも増えるにもかかわらず、明日排便がなければどうしようという不安な気持ちから、下剤を多量に服用してしまうことが多いのです。そうすると腸にとっては負のサイクルが出来上がってしまいます。

市販の下剤はとても手軽で便利なものですが、下剤依存というリスクがあることを知って欲しいと思います。

　また下剤を使用し続けると、腸が弱って黒くなります。原因は市販の下剤に含まれている大腸を刺激する「アントラキノン系」下剤です。センナ、大黄、アロエなどを成分として含みます。アントラキノン系の下剤は、即効性があるがゆえに、依存性もあわせ持っているのです。薬の使用で便を出すことはできますが、やがて便が出なくなると、また薬を使うしかなくなってしまうのです。そして薬を使い続けると、大腸の粘膜が色素沈着を起こす「大腸メラノーシス（大腸黒皮症）」を招くのです。腸壁が真っ黒になり、腸管の神経も影響を受け、やがて大腸が伸びたゴムのようになって、腸の機能が著しく低下してしまうのです。

　便秘外来の治療とは、実は下剤の量を減らすことが第一の目標なのです。もちろん便が毎日出ることも重要です。しかし、毎日出ることにこだわらず、根本的にその出し方を考えて欲しいと思っています。

　下剤の量が多い、という自覚のある方は、病院を受診することをおすすめします。自宅や会社の近くに便秘外来があればいいのですが、ない場合は、消化器内科や胃腸科の受診をおすすめします。また大腸・肛門科でも便秘の治療を行っているところがありますので、事前に調べてみてください。

　安易な下剤の使用は、腸寿の敵です。腸の健康を考えた場合、腸が自分の力で出せるという自然な便通が腸寿の必須条件なのです。

第5章

72

腸寿の敵3　腹部膨満感

便秘が続くと、いろいろな不快な症状が出てきますが、ガスでお腹がパンパンに張ってしまう腹部膨満感はその筆頭にあげられるのではないでしょうか。

便には食べかすだけでなく、多くの老廃物が含まれています。便秘によってそれらが体内に長くとどまると、当然ながら腸内環境は悪化します。具体的には、腸内の善玉菌が減る一方で、それまで日和見菌だった菌までもが悪玉菌に変化していきます。便秘によって腸内細菌のバランスが乱れてしまうのです。悪玉菌が増えるとインドールやスカトールなどの老廃物が多くなり、ますます腸内環境は悪化していきます。そうすると便秘もひどくなる一方の悪循環です。

その老廃物が腸内にとどまることによって、腹部膨満感は起こります。通常であれば便と一緒に排出されるはずのガスが溜まってお腹が張り、ひどくなると腹痛を起こしたりしますし、下腹部が重く、だるさを訴える人も多いのです。

一体、身体の中にどのくらいのガスが溜まっているのでしょうか？　実は、お腹が張って苦しいときには、２～３ℓのガスが溜まっていると推測されます。腸の働きが低下している場合、Ｓ状結腸に便が溜まってくると、それがフタのような役割をして、お腹のガスを排出しづらくするのです。

さらに溜まったガスが胃を圧迫して、食欲不振、吐き気、胸焼けなどを起こすケースもあります。またこの症状が悪化すると「逆流性食道炎」が起こる場合もあります。

ちなみに女性は月経前に黄体ホルモンが多く分泌されるため、その影響で腸管の運動が低下して、お腹が張る腹部膨満感になる人も見られます。

クリニックの患者さんの中には、腹部膨満感が解消したら下腹が数㎝ほど凹んだ方もいます。腸内の老廃物がなくなれば、有毒ガスの産出も抑えられて、下腹部の膨満感は消えます。

腸を動かせば腹部膨満感は解消します。本当は食事などで、腸を中から動かすのが一番ですが、運動によって外からの刺激を与えることも大切です。しかし運動というとハードルが高い、と思ってしまう方や、仕事で座りっぱなしの方は、１時間おきくらいに立ち上がって、少し歩くだけでずいぶん違います。職場環境でそれが無理な方は、椅子に座ったまま、身体を左右にひねるだけでもＯＫです。特に食後には意識してやっていただきたいですね。

＊

専門知識のないエステティシャンや美容家が提案する腸マッサージの無意味さは、第2章で詳述したとおりです。しかし中には有効な方法もあるのです。ただ玉石混淆《ぎょくせきこんこう》でその本当に正しいやり方が、なかなか認知されないのが消化器系の専門医の私としては歯がゆい点でもあるのです。

ここで紹介するのは、腹部膨満感を解消する方法です。このメントール湿布は、外科手術後のケアとして、ごく最近まで実施されていた方法です。胃や大腸、子宮などのお腹の手術をしたとき、術後の合併症として、どうしても腸の働きが悪くなり排便障害が一時的に起こりやすくなります。専門的には「麻痺性イレウス」と呼ばれる病態です。湿布は腹部膨満感だけでなく、便秘にも効果がありますが、特にガスが溜まって苦しい方にはおすすめです。

最近、テレビのCMなどで目にするガス腹対応の薬を飲んでいる方、飲もうと思っている方は、安易に薬を服用せず、まずこのメントール湿布を試してみてください。下剤依存と同様に腸関連の薬依存は、腸の健康を損なう可能性が高いので注意していただきたいと思っています。

■メントール湿布のやり方

①沸騰させて冷ました2ℓの水にミント油（ハッカ油）1㎖を入れてよく混ぜる。

②三つ折りにしたフェイスタオルを①につける。
③②のタオルをゆるめに絞って、ビニール袋で包み込む。
④③を乾いたタオルで包んだら湿布が完成。
⑤出来上がった④の湿布を腰背部に当て、さらにバスタオルで腰背部から腹部まで包んで、
　必要に応じて毛布やふとんで保温する。
【注意】ミント油は薬局で購入可能です。またアロマテラピーで使用する精油のミントでも同じ効果が得られます。精油を使う場合は、２ℓの水に対し2〜3滴たらしてください。

ミント油に含まれるメントールは、お腹のガスを排出させる作用をはじめ、胃の働きも高めます。タオルを腰背部に当てるのは、腸の神経や骨盤の神経が集中しているのがその理由です。

このように腸に関して効果が認められている方法を知るのも腸寿のたしなみです。

第5章

73

腸寿の敵4 便意の我慢と便意の消失

軽い便秘が重症化するプロセスで、もっとも注意したいのは、便意を我慢することです。これが便秘の重症化のきっかけになっているケースが多いようです。

我慢の理由は様々です。「朝、時間がない」「職場でトイレに行くタイミングが取りにくい」「トイレに行くのが恥ずかしい」などなど。しかし便意を我慢した結果、何が起こるのかといえば、便意の消失です。我慢していると次第に便意というのは、なくなります。

本来は、口から入った食べ物が胃に入ると、胃壁が伸びるので、反射的に結腸が動き出します。これを「胃・結腸反射」といいます。さらに腸が動き出し、直腸に一定量の便が溜まると刺激されて「直腸反射」が起こるのです。それによって便意が起こり、脳に信号が送られます。このときの脳の信号は本来「便を出す」というゴーサインです。そして排泄する場合は、脳から腸のまわりの神経や筋肉に指令が出されるわけです。

しかし便意を我慢すると便を押し出す命令が腸に出されません。このような生活を長く続けてしまうと便意を感じることができなくなってきます。腸の自然な働きを邪魔したため、直腸の動きも鈍くなり、便が溜まっても脳に信号が送られなくなっているのです。

そうすると便意を我慢することに始まって、便意の消失→下剤を使う→腸の機能低下→便秘→下剤の常用→腸の機能低下……、という負のサイクルが出来上がってしまうのです。

本書の「腸は第2の脳」のくだりを思い出した方は、腸は、脳や脊髄からの反射がなくても自立的に臓器を動かすことができるんじゃないの？　と思ったのではないでしょうか。しかし実際は、第1の脳と第2の脳が連携してこそ、毎日のスムーズな排便があるのです。

ひどい便秘の人の腸は、感覚が鈍り、第2の脳としての機能は低下しています。便が溜まっても感知できず、脳に信号を送ることもできないのです。そこで腸を改善することによって、第2の脳としての本来の働きを目覚めさせ、復活させることが可能です。第1の脳と第2の脳の両方をきちんと動かすことは、腸寿にとって、とても大切なことなのです。

便意は腸が健康に機能しているバロメーターであると同時に、脳と腸がきちんと連携しているという証でもあります。ですから「たかが便意」とあなどらないで欲しいですね。

人間の身体というのは、よくできていて、そんな複雑なことを簡単にやってのけるものなのです。本来、身体にある機能をきちんと動かす、それも腸寿の条件なのです。

便意をもよおしてきたら、トイレに行ってきちんと排泄する。それができれば、腸寿は約束されたようなものだと、私は思っています。

第5章

74

腸寿の敵5　ダイエット

ダイエットというと若い女性が熱心に取り組んでいる、というイメージがあります。しかし最近ではメタボリックシンドロームを気にする中年男性、また健康面・美容面に関心の高い女性たち全般、女性以上にルックスを気にしている若い男性など、老若男女すべてがダイエットに関心を持つという時代になっています。

本屋さんの棚にはズラリとダイエット本が並び、毎月新刊が出ているようなイメージがあります。運動やエクササイズによるダイエットに関しては、私の専門外なので言及は避けます。しかし食事療法に関しては、間違ったダイエット法が氾濫していると感じます。

私のクリニックには、ダイエットがきっかけで便秘になり、停滞腸から下剤依存になって苦しむ女性の患者さんは少なくありません。食べる量が減ると腸の内容物も減って、腸の働きが鈍くなります。そして食事量が少ないがために便の量も少なくなります。そうするとなかなか排便できない腸になってしまうのです。つまりダイエットによって腸の不健康が引き起こされるわけです。ただそこでダイエットを中止すればよいのですが、下剤に頼るケースが非常に多いのです。食べる量が少ないにもかかわらず、下剤を使用し無理矢理排便する状態が長期間続くのです。そのような生活を続けていると、腸だけでなく身体全体の健康がどんどん損なわれていきます。

また恐ろしいことですが、下剤でダイエットしようなどと考える人もいるのです。食べたものを腸に溜めずスッキリ出す、という強引かつ間違った理論です。大切なので何度でも繰り返しますが、下剤が腸にかける負担は相当なものです。大腸が黒くなるメラノーシスを起こす原因にもなります。また「やせるお茶」と謳っているものの中には、下剤と同じ成分が含まれているものがあり、漢方だからと安易に常用するのは危険です。身体にいいお茶を飲んでいるつもりが、腸の不調を作り出す原因になっている場合もあるのです。

ダイエットは軽い気持ちで始める方や、自己流でやってしまう方、また間違ったダイエット本を参考にしている方など様々ですが、私は「ダイエットには王道なし」と考えています。バランスのよい食事と運動が、遠いようではありますが、ダイエットの一番の近道ではないでしょうか。また食事と運動を改善することによって、便秘が改善して、自然にやせていったという患者さんもいます。

食事制限にまつわるダイエットは、間違ったやり方をすると必ず腸に負担をかけます。腸寿を目指すみなさんは、まず腸の健康を考えることから始めるのがおすすめです。

第5章

75

腸寿の敵6　過敏性腸症候群

最近では、過敏性腸症候群のための下痢止めの薬のCMをよく目にするようになりました。働き盛りの男性には、会社に行くために電車に乗ると急にお腹が痛くなって下痢を起こす、大切な会議の前になるとトイレに行きたくなる、などの症状が見られるといわれています。これは「過敏性腸症候群」の典型的なケースとしてあげられ、悩む人も多いといわれています。また万一の場合が心配で、快速電車ではなく各駅停車の電車に乗り、すぐにトイレに駆け込めるようにしている、「各駅停車症候群」という過敏性腸症候群から派生した症状もあるようです。

過敏性腸症候群は、まだ根本的な原因は解明されていません。

しかし最近の研究では「消化管運動の異常」と「消化管の知覚過敏」が、その原因と指摘されています。もっとわかりやすくいいますと、「蠕動運動などの腸管運動の異常」と「腸管がわずかな刺激にも反応する」ということです。以前は、ストレスとの因果関係が取り沙汰されていましたが、現在ではストレスは根本的な原因というよりも、症状を悪化させる増因要素であることがわかってきました。

　また一般には知られていませんが、過敏性腸症候群は、下痢型、便秘型、便秘と下痢の混合型があります。しかし下痢止めのＣＭのシチュエーションに見られるように、下痢型が典型的症状としてクローズアップされているようです。

　過敏性腸症候群は、日本人の10～15％の人が該当すると推測されていますが、実際には典型的な患者はそれほど多くはありません。薬のＣＭなどのイメージ先行になっているのかもしれません。下痢型の過敏性腸症候群には「イリボー®」という特効薬がありますが、あまり使用されてはいないようです。というのもクリニックで過敏性腸症候群と確定診断される人が意外と少ないのがその理由です。

　下痢型過敏性腸症候群は、慢性的な下痢が６ヵ月以上継続するのが医学的診断の基準です。しかし多くの場合は、症状が似ているものの、もっと軽い「機能性下痢」や他の病気であることが多いのです。

　しかし「過敏性腸症候群かも……」と心配な方は、クリニックの受診をおすすめします。原因もわかりますし、症状に合った薬、医師のアドバイスも得られます。

　過敏性腸症候群のイメージにとらわれて、安易に市販薬の下痢止めを常用することは、腸の機能を低下させます。腸寿のためには自分の腸の状態を正確に知ることも大切です。

第5章

76 腸寿の敵7　腸の酸化ストレス

アンチエイジングの話題になると、〝活性酸素〟なる存在の話をよく耳にするのではないでしょうか。

私たちが生命を維持するためには、非常に多くのエネルギーを必要とします。そのエネルギーは、細胞で酸素が燃焼することによって作られているのです。しかし、そのエネルギーを作るための副産物として発生するのが、活性酸素なのです。この活性酸素は、体内に侵入してきた病原菌やウイルスを殺す白血球やマクロファージには欠かせないものであり、体内に必要なホルモンを合成する働きを持っています。

ではなぜ、活性酸素がアンチエイジングにとって問題になってくるのか。通常、その役目を終えた活性酸素は無害化されます。しかし活性酸素が局所的に過剰に発生した場合、毒性を発し、身体のあらゆる器官をサビさせ、老化やがんなどの生活習慣病を引き起こすといわれているのです。

その活性酸素が過剰に発生する理由として、活性酸素による酸化から身体を守ってくれる抗酸化作用のある物質を壊すような場合です。例えば喫煙は、抗酸化物質であるビタミンCを破壊します。また紫外線も皮膚に活性酸素を大量発生させる刺激になります。

このような活性酸素の発生によって増加する〝酸化ストレス〟は、もちろん腸にも起こっています。腸は身体の中でも特に有害物質にさらされている器官です。ですから活性酸素によって、腸はダメージを受けやすいのです。

腸を酸化させる要因として、まずあげられるのが脂肪です。脂肪は酸化しやすく、食品の加工や貯蔵、調理法によって、また体内での消化中にも有害な酸化脂肪になりやすいといえます。この酸化脂肪による酸化ストレスは、炎症性腸疾患や、がんの発症にも関与しているといわれています。

また最近では、脂肪の多い食事を摂ることによって胆汁が多く分泌されると、その胆汁酸が腸内細菌によって変化し、その変化した二次胆汁酸が、活性酸素を生み出すことがわかってきました。その結果、遺伝子に突然変異を起こし、発がんに結びつくということがいわれています。

腸の酸化ストレスを抑えるには、ビタミンCや、ファイトケミカルを多く含んだ食材を選ぶことが効果的です。

酸化ストレスを抱えない腸を持つ人が、本当の腸寿候補なのです。

第5章

77

腸寿の敵8　大腸がん

私は、この30年ほど、日本人の腸はこれまでにないストレスにさらされている、という実感を臨床の場で感じています。特に大腸がんは、日本人には珍しいがんでしたが、最近、内視鏡検査で目にする機会が増えました。

統計上では1980年以降に大腸がんの罹患率が高くなりはじめています。1955年には男性2076人、女性2160人だったのが、2006年には男性2万3800人、女性1万8653人と、この半世紀で約10倍に増加しました。

また女性が罹《かか》るがんでは、2003年から死因の第1位、男性は3位と上位に位置しています。国立がん研究センターでは、将来的には大腸がんが死因のトップになるという予測をしていましたが、それは予想よりも速いスピードであったといってもよいのではないでしょうか。

一般的に大腸がんは、高齢者の病気と思われていますが、年代別に見ると罹患率が増加するのは、男女ともに40代です。また20代の若い女性から早期がんが見つかるケースもあります。

大腸がんの原因としては、環境因子と素質因子の両方があると考えられています。環境因子の中では、食生活が特に大きいと考えられています。とりわけ、日本人の食生活の欧米化が大きいといわれています。もちろんすべての欧米的な食事が悪いのではなく、赤身肉や加工肉の摂取が大腸がんに対して確実なリスクと指摘されています。これらの動物性脂肪は、血中コレステロールを高め、その脂肪の消化や吸収のために分泌される胆汁酸が、発がん性物質を作るともいわれています。

日本では大腸がんは増加傾向にあります。しかし一方アメリカでは、男女ともに死因別死亡率の第2位ではありますが、その割合は近年減少傾向にあります。その理由は、アメリカが国をあげて、食事を中心とした大腸がんの予防キャンペーン「5　A　DAY」（1日に5皿分〈350g〉の野菜と、200gの果物を摂取することを目標にしたもの）を行ったからだといわれています。これは早期発見・早期治療の宣伝が功を奏している例だと思います。

腸寿を目指す方にとって大腸がんは敵ともいえますが、けっして恐れる病気ではないのです。大腸がんは早期に発見すれば、内視鏡手術や腹腔鏡手術など、開腹をせずに手術することも可能です。身体への負担も比較的少なく、生存率も高い。そして予後もよいといわれているのです。大切なのは早期発見・早期治療なのです。そこで私は40歳を過ぎた人には大腸内視鏡検査を推奨しているわけなのです。

＊

また便秘と大腸がんの因果関係は解明されていません。しかし便秘が大腸がんのリスクを引き上げている可能性はおおいにあります。私が以前勤務していた松島病院大腸肛門病センターで、大腸内のがん発生部位を調べたところ、その約7割が肛門に近いS状結腸（40％）と直腸（24％）に集中していました。

S状結腸と直腸は、大腸の中でも特に便がとどまることが長い部位です。大腸に長くとどまった便には、胆汁酸が多く含まれます。また前述したように動物性脂肪の摂取が多いと胆汁酸の量も増えます。つまりずっと便が腸内にとどまっていると、発がん性に関与しているとされる二次胆汁酸（胆汁酸より変化した物質）の濃度が高まり、そのとどまった場所、つまりS状結腸と直腸に影響を与えるという可能性が考えられるのです。便秘＝大腸がんの原因、とはいい切れませんが、便秘をしないほうが、そのリスクを減らすことはできるのです。

便秘をしない生活、つまり腸が健康な状態を意識して作ることが大腸がんの予防になります。それには、腸寿の食生活とライフスタイルを実践するのがおすすめです。

あとがき

歳を重ねていっても元気で若々しくありたい、そして長生きがしたい、そう思って本書を手にとられた方は多いのではないでしょうか。加齢による身体の機能の低下は、誰にでも訪れることであり避けられない現実です。また加齢による身体の衰えに対し、いつアクションを起こすか、というのも重要です。しかし本書を手に取られたみなさんは、まずはその第一歩を踏み出された方だと私は思っています。

本書の中で「腸は、便の状態によって体調をお知らせしてくれる親切な臓器」と書きましたが、日々の便通の調子で、自分の体調や腸の状態を推し量ることができます。便秘と下痢は身体の状態のわかりやすいサインです。そこで少しでも腸の状態に不安がある場合は、便秘外来、胃腸・消化器系の専門医に相談してもらえれば、と私は思っています。松生クリニックでは、腸の状態を診るだけでなく、食事指導やライフスタイルのアドバイス、また下剤を減らし、身体の負担を軽くしながら腸を健康な状態に戻す、という治療をしています。

しかしいきなり病院に行くということに対し〝ハードルが高い〟と思うみなさんの気持ちも理解できます。また近くに信頼のおける専門医がいない、という事情がある方も少なくないでしょう。本当は、私がみなさんひとりひとりに直接、問診、治療、アドバイスなどをしたい気持ちがありますが、なかなかそれも叶いません。そこで、みなさんの悩みを少しでも軽くするような本があれば、という気持ちでこの本を作りました。

また最近は、腸ブームでもあります。さまざまな腸に関する本が出版されていますが、中にはこれは本当なのだろうか、というものがあるというのが現状です。そこで腸に関する正しい知識を持っていただきたい、という気持ちも込められています。

まえがきでも触れましたが、現在、日本人の腸は今までにないほどのストレスにさらされています。マイナス状態の腸をまずはゼロ地点に戻し、さらにプラスの状態に持っていくことができれば、それが腸の健康、すなわち元気で長生きにつながるのです。本書には77の項目がありますが、すべてが長寿=腸寿につながるヒントになっています。もちろん実践していただくことは大事ですが、時間がなければ1日1項目を読むだけでもOKです。難しく考えず、1項目読んだことで〝腸寿の知恵をひとつ得た〟と思ってもらえればよいのです。

なお、本書の刊行にあたり、天野より子さんと、講談社生活文化第三出版部の新井公之さんにお世話になりました。

最後に、みなさんが元気で楽しい腸寿ライフを送れることを心から願っています。

2014年2月

松生恒夫

松生恒夫

1955年、東京都に生まれる。80年、東京慈恵会医科大学卒業。83年、同大学第三病院内科助手となる。松島病院大腸肛門病センター診療部長などを経て、2003年、東京都立川市に松生クリニックを開業。大腸内視鏡検査や炎症性腸疾患などを専門とする。これまで約4万件の大腸内視鏡検査をしている「腸医」の第一人者。

日本内科学会認定医、日本消化器内視鏡学会指導医・専門医。

『腸内リセット健康法』『新オリーブオイル健康法』『冷やさない「腸」健康法』『「地中海式和食」のすすめ』(以上、講談社+α新書)、『腸育をはじめよう!』(講談社)、『40歳からの腸内改造』(ちくま新書)、『腸マネジメント』(マイナビ新書)など著書・監修書多数。

講談社+α《プラスアルファ》新書 379-5 B

腸寿《ちょうじゅ》

長寿な腸になる77の習慣

松《まつ》生《いけ》恒《つね》夫《お》

2014年2月20日第1刷発行
2014年3月18日第2刷発行

発行者——鈴木 哲
発行所——株式会社 講談社
東京都文京区音羽2-12-21 〒112-8001
電話 出版部(03)5395-3532
販売部(03)5395-5817
業務部(03)5395-3615

装画——ヨシタケシンスケ
デザイン——鈴木成一デザイン室
カバー印刷——共同印刷株式会社
印刷——慶昌堂印刷株式会社
製本——株式会社若林製本工場

定価はカバーに表示してあります。

落丁本・乱丁本は購入書店名を明記のうえ、小社業務部あてにお送りください。

送料は小社負担にてお取り替えします。

なお、この本の内容についてのお問い合わせは生活文化第三出版部あてにお願いいたします。

Printed in Japan
ISBN978-4-06-272837-9

講談社+α新書

「強い心」を作る技術　岡本正善
メンタルトレーニングの第一人者が、逆境に負けないタフな心を磨く極意を親子に実践伝授！
800円 377-1 C

メンタル失敗学 エゴグラムで読み解く「5つの性格」　岡本正善
人はなぜ、同じ過ちをくり返すか？ メンタルタイプ別失敗克服法で成功があなたの手の中に
800円 377-2 C

武道vs.物理学　保江邦夫
三船久蔵十段の「空気投げ」からグレイシー柔術の隠し技まで武道の奥義に科学のメスを入れる
800円 378-1 C

腸内リセット健康法　松生恒夫
大腸ガン、便秘、メタボリック、アレルギーに克《か》つ！ 1週間でできる「健康な腸」づくり!!
800円 379-1 B

新オリーブオイル健康法　松生恒夫
心臓病、がんを予防し、ダイエット効果も期待できる不思議な油の秘密を最新科学が徹底分析
838円 379-2 B

冷やさない「腸」健康法 自分でできる新「腸内リセット」　松生恒夫
体を温めて万病の元「冷え便秘体質」を改善。大腸内視鏡検査3万件の名医の知恵が満載！
838円 379-3 B

「地中海式和食」のすすめ　松生恒夫
「和食であれば、すべて善し」は大間違い。予防医学に基づいた〝おいしい〟食事で病気を防ぐ！
838円 379-4 B

腸寿《ちょうじゅ》 長寿な腸になる77の習慣　松生恒夫
4万人の腸を見てきた「腸医」の第一人者が、カンタンにできる元気で長生き腸習慣を厳選
840円 379-5 B

京都・同和「裏」行政 現役市会議員が見た「虚構」と「真実」　村山祥栄
終結したはずの同和事業の闇に敢然と立ち向かった若手市議がタブーの現場で見た実態とは？
800円 380-1 C

江戸の歴史は大正時代にねじ曲げられた サムライと庶民365日の真実　古川愛哲
時代劇で見る江戸の町と暮らしは嘘ばっかり!! 武士も町人も不倫三昧、斬捨御免も金で解決！
800円 381-1 C

九代将軍は女だった！ 平成になって覆された江戸の歴史　古川愛哲
徳川幕府が隠蔽してきた驚愕の史実を超満載！ 科学が解き明かした九代将軍家重の正体とは!?
800円 381-2 C

表示価格はすべて本体価格（税別）です。本体価格は変更することがあります